天才と分裂病の進化論

The Madness of Adam & Eve

David Horrobin

デイヴィッド・ホロビン　金沢泰子訳

新潮社

THE MADNESS OF ADAM & EVE

HOW SCHIZOPHRENIA SHAPED HUMANITY

DAVID HORROBIN

SHINCHOSHA, TOKYO

本書においては、原文のschizophreniaを「精神分裂病」(または「分裂病」)と訳出しています。先般、二〇〇二年六月二十九日、日本精神神経学会は「精神分裂病」の名称が精神それ自体の分裂と誤解され、偏見と差別を助長しかねないとして、「統合失調症」に名称を変更することを決定しました。現時点においては、この用語の変更が社会的にまだ過渡期にあり、また本書の内容が誤解を生み偏見と差別を助長するものではないと判断して、本書では従来通りの表記としました。用語の変更が日本精神神経学会で決定したばかりの状況下での過渡期的な対応であることも併せて明記しておきます。

読者の皆様のご賢察をお願い致します。

編集部

天才と分裂病の進化論　目次

オルロゲサイリの遺跡
70万年前〜60万年前

アルタミラの壁画
4万年前〜1万年前

ハンドアックス文化

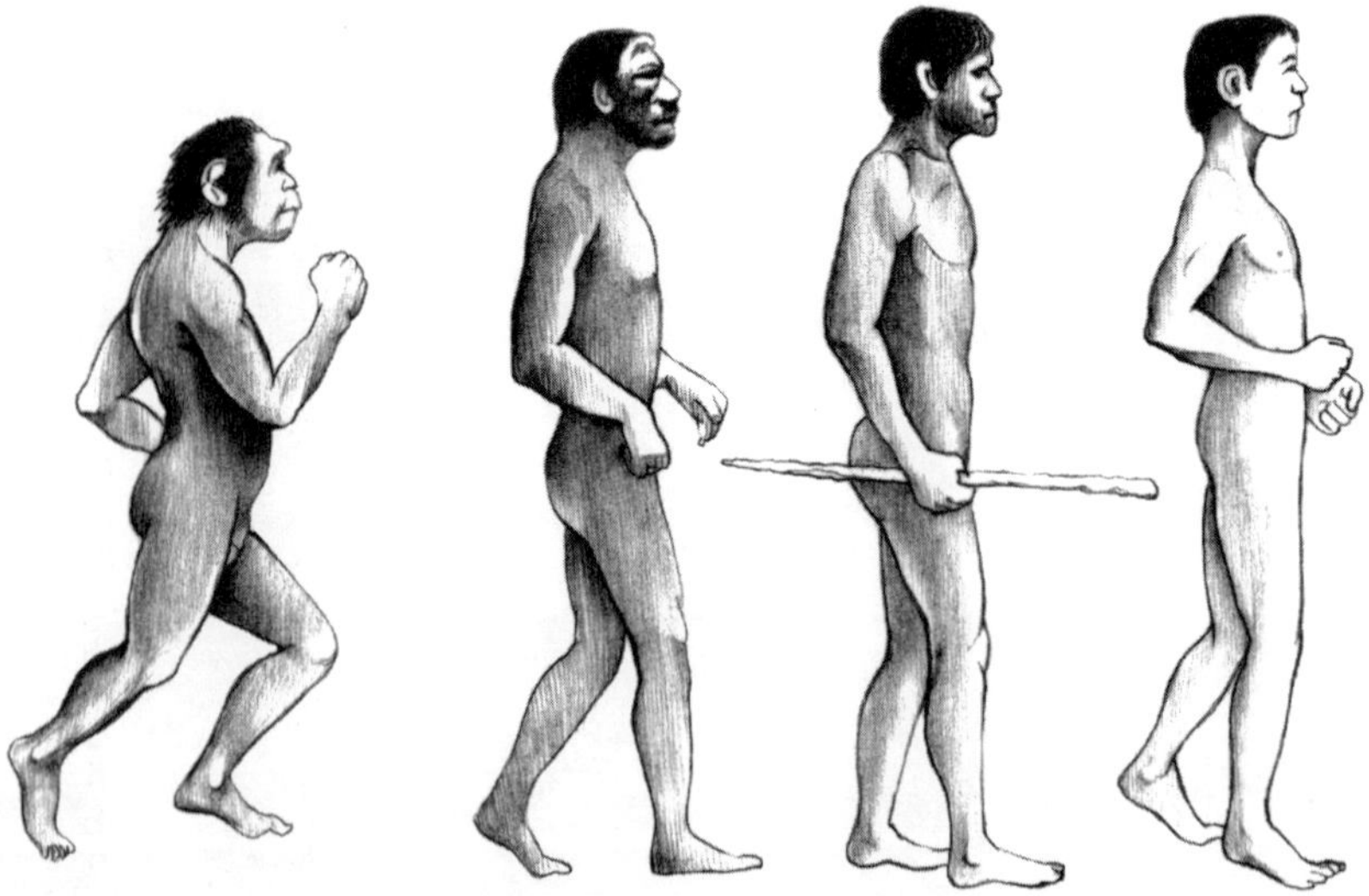

ホモ・エレクトゥス	ネアンデルタール人	現生人類（ホモ・サピエンス）
180万年前〜60万年前 （40万年前？）	60万年前〜15万年前	15万年前〜現在

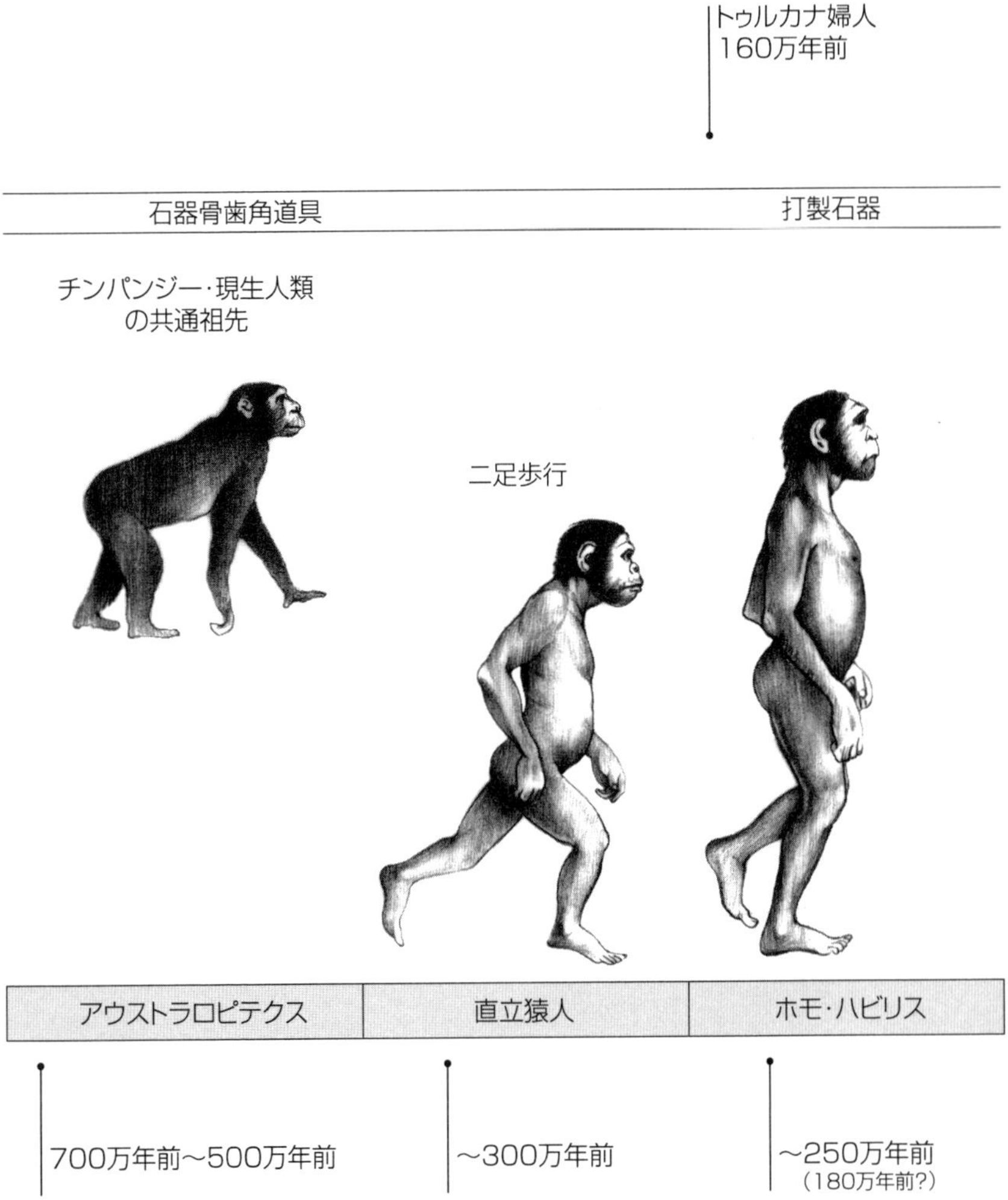
トゥルカナ婦人
160万年前
石器骨歯角道具
打製石器
チンパンジー・現生人類
の共通祖先
二足歩行
アウストラロピテクス
直立猿人
ホモ・ハビリス
700万年前〜500万年前
〜300万年前
〜250万年前
(180万年前?)

天才と分裂病の進化論

まえがき

本書を書くきっかけとなったのは二度にわたるケニア滞在である。医学生のとき、始まったばかりの飛行機往診サービスで四ヶ月間働き、多くの人々と同じように、私もケニアに魅せられてしまった。風景、人、動物。その魅力は圧倒的だった。

ある日ナイロビを離れ、ンゴングヒルズを越えて大地溝帯の底へと車を走らせた。オロルゲサイリと呼ばれる所に先史人類が残したきわめて衝撃的な遺跡がある。およそ七十万年前のものだ。何千というハンドアックス（握槌《あくつい》）が数エーカーにわたり散乱していた。心に強烈に突き刺さり、決して忘れることのできない光景だ。誰がこのようなものを作ったのだろう。彼らはどこからやってきて、どこへ行ってしまったのか。現代に生きるわれわれとどういう関係があるのだろう。

十年後、私は再びナイロビに戻った。教授として新設の医学校開設を手伝うためである。そこで教えていたのがアラン・ウォーカーである。私の研究室から廊下を行ったところにアランの研究室はあった。彼はのちに世界の最先端をゆく解剖学者となったが、当時は、自分やリーキー一家などの研究者がほりあげた初期人類や類人猿の化石を研究していた。アランのまわりにはいつも骨がいくつかころがっていた。オロルゲサイリと同じ年代のもの、古いもの、新しいものもあった。古代の骨をみて、十年前に抱き始めた進化への興味はますますかきたてられた。以来私は進化研究に強い関心をいだきつづけている。

ナイロビでの長期休暇の中ごろ、私はケニアを訪れていたハワード・バーンの講演を聞く機会に恵まれた。カリフォルニア大学バークレー校の動物学教授で、有名な人物である。演題はプロラクチン。脳の中心部、脳下垂体でつくられるホルモンの一種で、胸を成長させ、母乳分泌を刺激する。だが、他の働きもあるにちがいない。男性にも女性と同じ量のプロラクチンがあるからだ。ハワードの研究によれば、プロラクチンは水分と塩分の代謝を一定に制御する、動物に普遍的なものだという。たとえば、鮭の稚魚はプロラクチンのおかげで川から海へむかうことができ、成魚となって戻ってくるときに生まれた川に適応できる。私はこの話に魅了され、その後十年間、主に人間におけるプロラクチンの働きを研究することになった。

一年ほどたって、同僚と書いた論文「人間の腎臓《じんぞう》におよぼすプロラクチンの影響について」が医学雑誌「ランセット」に掲載された。自分の身体にプロラクチンを注射して研究した論文である。その後しばらくして、私は精神分裂病患者と家族のための団体、英国分裂病協会のグウィネス・ヘミングスから手紙をもらった。彼女は当時使われていた抗分裂病薬が男女どちらにもプロラクチンの大量分泌を引き起こすと指摘し、それについて助言を求めてきたのである。

こうして私は不思議な分裂病の世界を知ることになった。分裂病について知れば知るほど私の興味は深まった。プロラクチン研究のおかげで新しい考えも浮かんだ。分裂病の生化学的特質とは何か。私はこの病気の奇妙な特徴にとりつかれていた。異常は単に行動ばかりではない。患者は痛みに強く、関節炎にならない。マラリアなどでおきる発熱時には精神症状が改善する。もっとも、当時はまだ分裂病研究が人類進化についての興味とむすびつくとは思いもよらなかった。

しかしそれは現実のものとなった。分裂病の起源と人間の起源には密接な関係がある。自分も含め多くの研究者の観察から、私はこの動かしがたい結論に達した。分裂病の分布パターンは独特だ。世界中どの人種においてもほぼ同じ割合で見られる。分裂病は人種が分岐する前にすでに人類に存在していたにちがいない。分裂病患者には障害があるが、その家系には、しばしば、きわめて高い業績をなしとげた者がいる。アインシュタインの息子は分裂病で、ジェイムズ・ジョイスの娘もそうだ。アイザック・ニュートンの行動は分裂病型人格をしめしている。正常と真の狂気の中間とでも言おうか。後で詳しく述べるが、分裂病とそれに関連した深刻な精神病、双極性障害（躁うつ病）などは、多くの分野で高度な創造的偉業を達成した家系に、きわめて高い頻度でみつかる。創造性の極限と分裂病とのあいだには遺伝子的つながりがあるのかもしれない。

われわれ現生人類は直近の縁戚である先行人類とはあきらかに違う。われわれにはすばらしい創造性がある。科学、技術、芸術、宗教、政治、軍事においてそれは顕著だ。それらは分裂病患者の家系にもみられる特徴である。私はついに、驚くべき可能性について考えざるをえなくなった。もし、人種が分岐するまえに存在していた分裂病と双極性障害が多くの人間の創造性に貢献しているとすれば、狂気こそ、現生人類の出現に重要な役割を果たしていたのではないか。

本書は私の知的探求の旅である。私がたどり着いた結論から、人類の起源についてあらたな理解がうまれるかもしれない。それは分裂病をひきおこす遺伝子への尊敬をうみ、分裂病治療へのあらたな道しるべとなるだろう。オロルゲサイリで始まったこの知の旅は、人類の起源について一つの物語をうみだした。重要なことは、それが分裂病のあらたな治療法を示唆しているということである。それはまた、意外な方法で過去と未来をつなぐことでもあるのだ。

1 「見てパパ、牛の絵よ」 マリア・デ・サウトゥオラ　一八七九年

一八七九年の夏、スペイン。その朝、九歳のマリアは上機嫌だった。特別のご褒美に、父サウトゥオラ侯爵が洞窟探検に連れて行ってくれることになっていたからだ。最近領地内でみつかった洞窟だ。考古学に造詣が深い侯爵はそれが自慢だった。数年前、飼い犬の一匹が穴の中に姿を消し、犬を探すうちに偶然入り組んだ洞窟をみつけたのだ。その後パリで先史時代のハンドアックスなどを展示した洞窟遺物展を見た侯爵は、領地内の洞窟も詳しく調査してみようと決めたのだった。地面に残る痕跡からみて、先史人類が住んでいた可能性がある。侯爵は洞窟を数日かけて調査した。それはすばらしい発見に思われた。考古学界ではすでに名を知られているが、さらに国際的な評価が得られるかもしれない。そう期待した侯爵だったが、実際は破滅への道をたどることになった。

しかしそれは後のことだ。マリアを洞窟へつれて行く朝、彼は期待こそすれ不安をいだくことはなかった。ひとたび洞窟に入ると、娘のことなどほとんど忘れ、念入りに地面を調べはじめた。マリアは細かな調査にはすぐ飽きてしまい、ランプを手に一人で洞窟の奥へむかった。父とはちがい重要な手がかりは地面にあることなど知らない。壁や天井を見てみよう。マリアはランプを掲げた。

「見て！　パパ、牛の絵よ」この言葉が考古学の歴史を変えることになった。われわれ現代の人間が先史時代の壁画芸術、その見事な世界と対面した瞬間である。娘の叫びに地面から顔をあげた侯爵は言葉を失った。今こそ考古学者として国際的な名声が得られるだろう。彼は熟練した製図工を雇い、照明を運び入れ、研究仲間のマドリッド大学地理学教授ホアン・ヴィラノーヴァ・イ・ピエラを招いた。侯爵と教授は巨額の資金と時間、労力を費やし、アルタミラ洞窟のすばらしい壁画を忠実に模写させたのである。そして一八八〇年、その経緯を抑えた筆致で正確に記した報告書を出版した。

彼らは準備をととのえ、国際考古学会の席上、著名な学者たちを前に発表した。しかし反応は意外なものだった。偉大な発見として認められるどころか、論文は捏造《ねつぞう》として退けられる。専門家のほとんどが壁画を偽造とみなした。先史時代の人間がそのように見事な絵を描けるはずがない。考古学の常識ではないか。出席者たちはまったくその報告を信じなかった。著名な考古学者エミール・カルタイヤックは、壁画はスペインの保守的な聖職者たちによって描かれたものだと断言した。神の天地創造への信仰を守るために描かれたというのだ。ガブリエル・モルティエも広く出回った小冊子のなかで「洞窟の絵画は、台頭しつつある古生物学と先史研究を揶揄《やゆ》して、反進化論者のスペインのイエズス会士が描いたものである」と述べた。

こうして旧石器時代再考のかぎとなる重要な発見のひとつが、二十年以上ものあいだ学会から追放され、忘れ去られることになったのである。侯爵は貴重な宝の発見者として認められるどころか詐欺師という汚名を着せられ、学会への出席を禁じられた。一八八八年、彼は名誉を回復することなく失意のうちに亡くなった。

侯爵の死後かなりの時を経て、偶然彼の書いた報告書をみつけた別の考古学者たちが調査におもむいた。彼らは、ラスコーや南西フランスの洞窟で発見されたものと同様に、アルタミラの壁画も本物であるとの結論を出した。この見事な壁画を描いた人々は四万年前から一万年前までのある時期、かなり長期にわたって活動していた。これが定説となった。それは農耕の開始に伴う技術的進歩、土器や金属の使用よりはるかに古い時代のことである。カルタイヤックは公式に過ちを認め、遅すぎたとはいえ侯爵の名誉回復のため、一九〇二年、考古学誌に『ある懐疑論者の告白』を発表した。そして娘マリアのもとへ赴き、侯爵にたいする誹謗《ひぼう》を謝罪したのである。

この逸話は人間の本質をみごとに要約してみせてくれる。洞窟の壁面を見おとす要因となった侯爵の学問的好奇心。予想外の発見を可能にしたマリアの無垢《むく》な好奇心。研究者として認められたいという野心。学者たちの嫉妬と盲目。華々しくも痛ましい人間の姿、理不尽な世間の反応である。

しかし、それも息をのむような壁画のすばらしさの前には色あせてしまうだろう。原始的とされる人々が何万年も前に、はるか後世の洗練された芸術と比べても遜色のない作品を生み出したのである。おどろくほど簡潔な線で動物の本質をとらえている壁画。作者たちは後世の芸術家たちにもひけをとらない。現代のわれわれと同じではないか。絵画を学ぶ者なら誰もがそう思うにちがいない。ピカソは壁画を見てこう語ったといわれる。「われわれは何も進歩していない」と。

このように質の高い象徴芸術の出現は、初期の先史人類や類人猿の遺物との格差を考えると、まさに「唐突な移行」といえよう。なぜなら、三万年前まで棲息していた可能性のある旧人ネアンデルタール人は現生人類より大きな脳をもっていたが、彼らの遺物にはアルタミラでわれわれが目にするようなものは一つもないからである。

人類の肉体的、文化的進化はかなりゆっくりと進んだ。三百万年前から二百五十万年前に作られた初期の石器と十万年前までに作られた石器を比べると、かろうじて認められる変化はあるものの、その速度は非常に遅い。地理的にみても、石器の標準的な様式はヨーロッパ、アフリカ、アジア共通で、幾世代にもわたってほとんど目立った変化はみられない。その時代の人類はあきらかに保守的で、変革や多様な文化をもとめた形跡がない。たしかに体格は徐々に変化し、脳も大きくなった。三十万年前から二十万年前の間に体格と脳容積は現生人類にほぼ近いものとなる。もっとも、旧人祖先のうちネアンデルタール人の頭骨は現生人類より大きく、当然脳も大きかった。しかし、総じて体格については、われわれ現生人類は二十万年前の人類とたいして違わないように思われる。

ところが精神となると話は別である。アルタミラの壁画を描いた人々は二十万年前の人々とはまったく違う。たしかに、人類の祖先についてのわれわれの知識はきわめてかぎられたものだ。しかし、彼らが残した芸術をみると、肉体的には似ていても精神においては、現生人類とそれ以前の人類の間にあきらかな断絶が存在することがわかる。それは二十万年前から五万年前までのある時点でおきているのだ。それについてアメリカ自然史博物館のイアン・タッタサルは次のように述べている。

考古学的記録は先史人類の行動をすべて見せてくれるものではなく、そのおぼろげな記録にすぎない。しかし、それらがもしわれわれに何かを見せてくれるとすれば、それは明確な対比である。アルタミラやラスコーの壁画を描いたクロマニョン人による象徴的行動様式の激流のような表出と、それ以前の、本質的に象徴をもたない行動様式とのあいだにはあきらかな違いがある。われわれが目のあたりにする根本的な革新、それは象徴的思考の出現である。実質的には言語の出現といってもいいだろう……人類はこのおどろくべき能力を最終的にどうやって獲得したのか。それが前時代の単なる延長線上に出現したのではないことはたしかだ。

アルタミラの壁画のような象徴芸術を生み出し得る精神。その精神をつくりあげるにいたった、驚くべき出来事がおこったに違いない。当然のことながら、それは頭蓋骨や骨格の分析からはあきらかにならない。脳内でおきたことは骨には何の痕跡も残さないからだ。しかしそれは、芸術、技術の爆発的進歩というかたちで痕跡をのこしている。洞窟壁画はその一例にすぎない。十万年前まで単調なものだった人類の文化。変化は遅く内容も画一的であった。それが生き生きとした豊かなものに変わり、変化の速度も速くなる。さらに地理的な多様性さえみせるようになったのである。これには脳の大きさ以上のものが関わっているはずだ。それは何だったのだろう。

後に詳しく述べるつもりだが、私は次のように考える。われわれ現生人類の精神はある変化によってつくられた。脳内の神経細胞が相互に連絡しあったり、連絡を断ったりする。その過程に変化がおきたのだ。一部の人々の脳内で（神経伝達にかかわる）微量元素間の連絡が亢進《こうしん》し、その結果、彼らはまったく新しい視点で世界を見はじめることになったのである。彼らは技術を発展させた。先行人類にはなかった長所である。

ではそのような変化の基盤は何だったのだろう。骨格を念入りに調べてそれを見つけ出すつもりは毛頭ない。別の角度から問題を考える必要がある。過去十万年にわたって、新しい精神を持った人々が創り始めたさまざまな遺物。それらをもとに仮説をたてることはできるだろう。絵画、装飾品、楽器、道具、武器、すべてが手がかりをあたえてくれるからだ。同じような芸術的、技術的な業績を達成している人々が現代社会にもいる。彼らについて何が特別なのか問うてみることもできるのだ。決して確かな答えは得られないだろう。しかし、われわれを人間につくりあげた、精神における変化とはどのようなものだったのか。それを理解するために手探りで進みはじめることはできる。

狂気という贈り物

現生人類は脳内脂質の生化学的性質、そのごくわずかな遺伝子的変異によって「人間」になった。それらの変異はわれわれの祖先に精神分裂病という病気の種を植え付けた。しかし同時に、われわれを人間たる存在に作り上げた、すばらしい精神をも与えてくれたのである。多くの人々はこの考えに驚くにちがいない。これから紹介するのはこの結論に至るまでの知的探求の旅である。

人間の起源や精神医学を研究している人々は、専門家も素人もこの考えには当惑することだろう。一般の人々が精神分裂病という言葉から連想するのは二つのうちのどちらかだ。スラム街のホームレス。彼らのなかにはたしかに分裂病のものもいる。そして残忍な動機なき殺人。まったく面識のない罪なき命を奪う殺人者。これらが現代のメディアに登場する精神分裂病患者のイメージである。

しかし、精神分裂病はそのような典型的なイメージではくくれない、別の顔も持っている。分裂病研究の権威ならほとんどが次のような経験をしていることだろう。電話がなり、受話器の向こうで用心深い声がする。探るような質問がはじまる。親身になって聞いてもらえるだろうか。知識は十分か。秘密は守られるだろうか。これは特に重要だ。ついに電話の主は正体をあかす。政界や実業界の著名人、知識人、芸術家である。彼らは問題をかかえている。息子や娘、兄弟、姉妹が病気なのだ。分裂病である。何か手立てはないのか？　新しい治療法はあるのだろうか。

偉大な業績を収めた人物が分裂病であることは稀である。もっとも、一九九四年のノーベル経済学賞受賞者ジョン・ナッシュは例外だ。哲学者ウイトゲンシュタインも分裂病だった可能性があり、ニュートンやカントも人生のある時期において、容易に分裂病と診断をくだすことができたかもしれない。最近のノーベル賞受賞者の一人、専門外でも有名な人物だが、彼も分裂病である。

いっぽう思想家や偉業を成し遂げた人々の血縁者が分裂病あるいは双極性障害など、重い精神疾患をかかえている例は非常に多い。遺伝子を二分の一、四分の一、八分の一共有する血縁だ。つまり、芸術、科学、音楽、実業、政治におけるきわめて創造的な業績がしばしば、分裂病の遺伝子の一部をうけついだ人々によって成し遂げられてきたのである。最近の例をみても、ノーベル医学生理学賞受賞者のうち少なくとも三人は分裂病の子供をもっている。では、家族に分裂病患者がいることと偉業とはどのようなかかわりがあるのだろう。ことによると分裂病をひきおこす生化学的変異は、われわれ現生人類を人間につくりあげた生化学的変異と密接な関係があるのではないか。私はこのような疑念をいだくようになった。

2 「人間は猿か天使か……」 ベンジャミン・ディズレリ(一八〇四―一八八一)

大型類人猿、チンパンジー、ゴリラ、オランウータンは現存する人間に最も近い動物である。そのなかでも二種のチンパンジー、チンパンジーとボノボ(ピグミーチンパンジー)が最も近い。人間は現代の類人猿から進化したのではないが、さかのぼると共通の祖先にいきつく。彼らはどのような存在だったのか。われわれを猿ではなく「人間」につくりあげた変異とはどのようなものだったのだろう。

人間と類人猿との遺伝子的差異はわずかだ。現行の概算では、われわれ人間はチンパンジーと九十九パーセントのゲノム、遺伝子情報を共有している。しかし、わずかではあっても、その差異は極めて重要だ。人が人たる所以《ゆえん》、チンパンジーがチンパンジーである所以はそこにある。

遺伝子的差異は、個体とそれが属する種のあいだに生化学的な差異をうみだす。遺伝子の変異は生化学的な帰結をともなう。人間と類人猿との違いを示すさまざまな生化学的変異を解明することはできるのだろうか。

人と類人猿との主な違いをあげてみよう。

1　一貫した直立姿勢
人間は常に直立姿勢をとっている。類人猿は時に直立するが、その姿勢は不自然だ。

2　脳の大きさ
人間の脳は絶対量、体にたいする比率とも類人猿より大きい。

3　より大きな人間の脳がもつ、創造性と知性
それは洞窟芸術によって劇的に示されている。

4　皮下脂肪の大量蓄積
人間は比較的やせていても皮下脂肪の蓄積が認められる。
類人猿はえさを多量に与えられた時にのみ、皮下脂肪の蓄積をみる。その場合でも、人間の皮下脂肪とは構造が異なる。

5　人間では胸と尻への脂肪蓄積がみられ、それが体形の特徴となっている

このうちの四つには重要な共通項がある。直立姿勢をのぞき、すべてに脂肪の生化学が関わっている。人類進化についての研究者のほとんどが見過ごしてきたことである。

脂肪は無駄な厄介もの。先進国の人間にとっては大問題だ。われわれはいつのまにかそう考えるようになり、脳がほとんど脂肪でできているという事実を見落してしまう。もちろん特別のタイプではあるが脂肪には変わりない。進化の過程における脳の発達は脂肪組織の増大にほかならない。そのうえ、何百万という神経細胞間の極細の接続も、「脂肪に満ちた」細胞同士をつなぐ「脂肪に

満ちた」接続なのである。それが人間の知性と創造性の構造的な土台である。

人間の進化において、脂肪に満ちた脳の発達は、皮下脂肪の増大、胸と尻という特別な箇所への脂肪の蓄積と並行しておきた。同じような生化学的作用によって脳、胸、尻は大きくなったのだろう。人間と人間にもっとも近い類人猿とを区別する重要な解剖学的特徴、それが脂肪なのである。

人間と類人猿の体格の違いは、二百万年から三百万年以上かかってもたらされた脂肪の生化学的変異による。それにより、脂肪の豊富な器官、脳、胸、尻は大きくなり、皮下脂肪も増えた。やがて二十万年前から五万年前までの間にある変化がおきる。脳の神経細胞間の接続が、質、量ともにきわめて豊かになったのである。それには豊富な脂肪が関わっている。この重大な出来事こそが、われわれを、大きな脳を持った類人猿ではなく「人間」にしたのである。これはまた、分裂病としてしられる状態をも人間に与えることになった。極言すれば、分裂病の遺伝子、その一部を持っている人々の存在ゆえにわれわれわれは人間なのである。

人間と類人猿

どこの動物園でも、チンパンジー舎はいつも一番の人気だ。一、二時間見ていると、チンパンジーが人間に近い種であることは誰にもわかる。仲間との関係、好奇心、ちょっとした喧嘩、体格、表情。どれをみても居心地の悪さを感じないわけにはいかない。われわれはチンパンジーと大してちがわないではないか。

しかし、とりたてて動物に詳しくなくても気付く違いもある。チンパンジーは直立して歩くことができるが、それが特に楽というわけではない。音声での意思疎通ができるが、音域は人間よりずっと狭い。彼らは利口だが、人間より限られた範囲においてである。身体に対して頭が大きいが、人間の頭より小さい。尻と腿にはあまり脂肪がなく、人間のようにふっくらとしていない。そのために肛門や女性器が露出している。雌の胸は皮の襞《ひだ》のようにたれさがり、人間のような脂肪による丸みはない。

人間とチンパンジーはたしかに似ているが、違いもあきらかである。人間はチンパンジーから進化したわけではない。もっとも、人間とチンパンジーが共通の祖先をもつことは確かだ。そこからチンパンジーはチンパンジーに、人間は人間になった。まぎれもなく共通の祖先がいたのである。

チンパンジーと人間の系統はどれくらい前に分岐したのだろう。これに答えを出すには二つの方法がある。第一は化石記録を使う方法だ。チンパンジーと人間、両方の系統に関する化石記録を再構築する。異なった体格がいつ共通の祖先に統合されるのか確かめるのである。しかしこの方法には問題がある。チンパンジーの系統の記録が断片的であるうえ化石の年代特定はきわめて難しいからだ。生物がどれほど化石化しにくいか、考えてみればあきらかである。過去一千万年間、アフリカで霊長類が化石化した確率はおそらく一万頭に一頭、いや百万頭に一頭だ。そのうち、発見される確率が百万分の一。あまりにも記録が少ないからといって驚くにはあたらない。

こう考えると、化石から共通祖先の棲息年代を特定することは不可能である。化石に基づいて考える場合、推定年代の幅が大きい。約三百万年前（人間の世代でいえば、十五万世代前）から一千万年前あるいはそれ以前ということも考えられる。幸運にも発見された化石が集まらなければ、共通祖先の年代を特定するには別の方法を見つけなくてはならない。

幸い染色体のDNAを使う方法がある。DNAとはデオキシリボ核酸の略で、生命の中枢である。しかし、すべてのDNAがわれわれの存在に重要だというわけではない。不規則な変異がDNAのさまざまな領域でおきる可能性があるが、それは必ずしも正常な遺伝子機能に直接重要というわけではない。変異のおきているDNAの領域が重要でなければ、そのような突然変異はDNAを機能させているさまざまな過程によって除去されることはない。時計が規則的に時を刻むように、そのような突然変異もかなり規則的な割合でおきる。人間とチンパンジーのDNA、その特定の部分を比較することにより、二つの種が同じ祖先から分岐して差異が生まれるまでの経過年代を推定することができる。

DNAの生化学

遺伝子はどのように機能するのか。今ではほとんどの人がいくらかの知識をもっているが、簡単に要約しておこう。

われわれの遺伝子は長い鎖のようなDNAで成り立っている。DNA自体もヌクレオチドという化学物質からできている。ヌクレオチド塩基には四種あり、アデニン（A）、グアニン（G）、シトシン（C）、そしてチミン（T）である。DNA上にどのように塩基が配列しているか。それが遺伝暗号とよばれるものである。

三つの塩基の連なりが暗号の単位で、コドンと呼ばれる。ヌクレオチド四種のうちの三つが三塩基暗号（コドン）となる配列法は六十四通り（4×4×4）ある。アミノ酸は二十種あり、各々のアミノ酸は通常、複数のコドンによって指定される。もっとも、メチオニンとトリプトファンだけは一つのコドンによって指定される。

コドンはそれぞれ特定のアミノ酸を指定する。アミノ酸はタンパク質を構成する要素である。タンパク質は数個から数百のアミノ酸がつらなってできており、すべての細胞の挙動をつかさどる仕組みを作り上げ、からだの構造の基本となっている。三十から四十以下のアミノ酸からなるタンパク質は通常ペプチドと呼ばれるが、基本的な構成は同じである。

一個の遺伝子は、解読可能な暗号で書かれた長い鎖のようなDNAである。それはタンパク質中のアミノ酸の配列を指定する。細胞が特定のタンパク質をつくるために活性化されると、遺伝子にそって暗号がよみとられ、コドンによって種類と順序を特定されたアミノ酸がつなぎあわされたタンパク質ができる。これには途中のメカニズムがある。それにかかわるのがRNA（リボ核酸）分子とリボゾームという構造体である。それらによってアミノ酸は正しい配列にならべられる。詳細は複雑だが原理は比較的理解しやすい。

最新の概算では、人間にはタンパク質を特定する五万から十五万の遺伝子がある。人間のゲノム地図の「完成」が宣言された日に、もっとも知識のある科学者たちが人間の遺伝子の数についてかけをしていたという。このことからもその複雑さ膨大さがわかるだろう。彼らは二万五千から二十万個と概算していた。ゲノムについての知識はまだ思ったほど深くはないのかもしれない。

その数がどんなに多くても、遺伝子は染色体という非常に長いDNAを形成するために絡み合っ

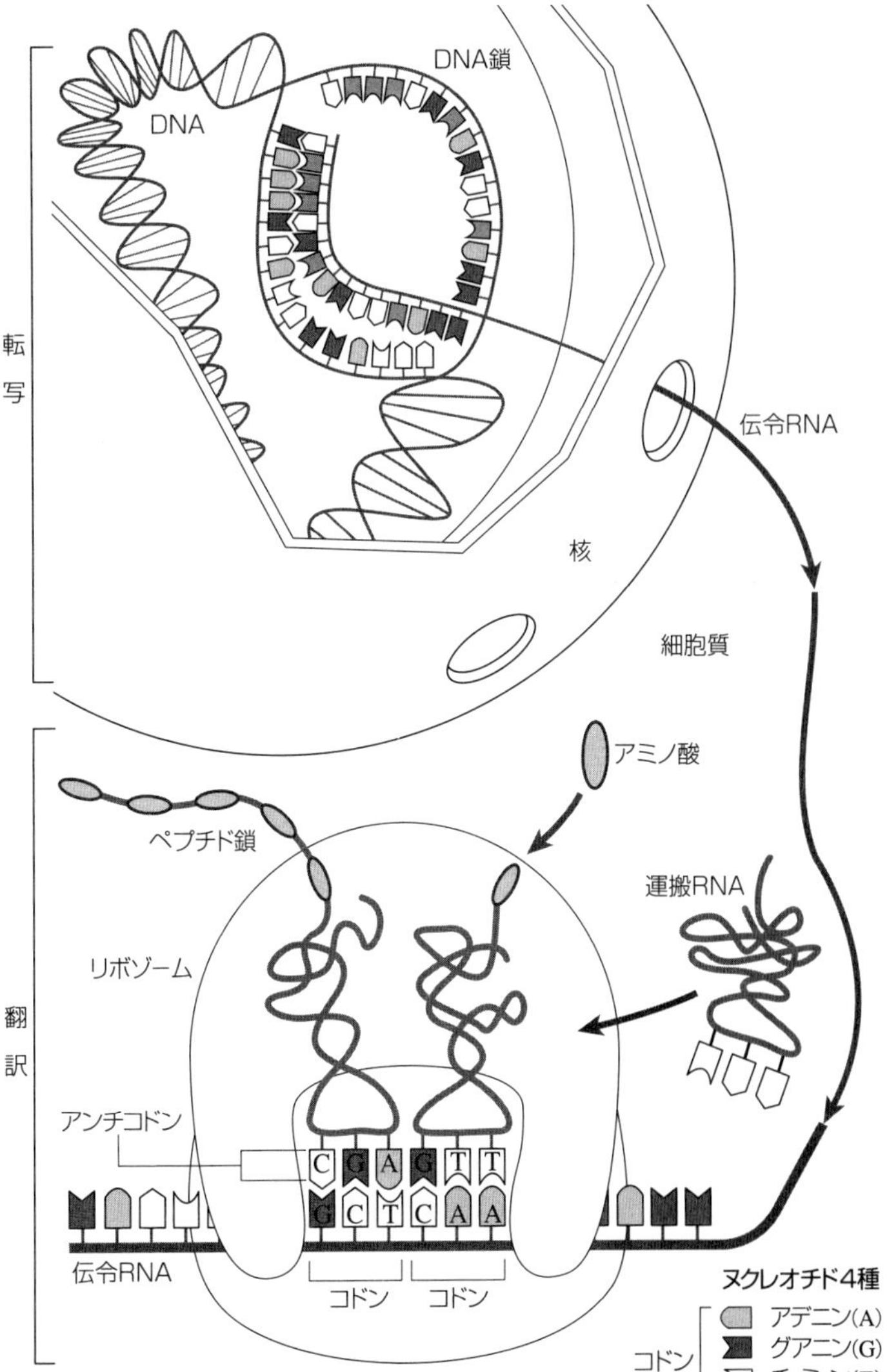
DNA鎖
DNA
転写
伝令RNA
核
細胞質
アミノ酸
ペプチド鎖
運搬RNA
リボゾーム
翻訳
アンチコドン
C G A G T T
G C T C A A
伝令RNA
コドン
コドン
ヌクレオチド4種
アデニン(A)
グアニン(G)
チミン(T)
シトシン(C)
コドン

ている。人間ではこれらのDNAの連なり、すなわち染色体は四十六あり、各々の中に何百いや何千という遺伝子がある。針先ほどの組織にも一千万ほどの細胞があるのだ。ロンドン規模の都市の人口である。各々の細胞は複数のDNAの連なりをもち、それを伸ばすと二メートルほどになる。染色体は母方と父方からのものが二十三個ずつある。二十二対の常染色体はきわめて良く似ており、同じ遺伝子のセットを持つ。つまり、それぞれの遺伝子には父と母からうけついだものが二個ある。二十三番目の一対が性染色体で他とは異なっている。性染色体にはXとYがあり、それらは外見も遺伝子も違う。X染色体を二つもつと女性で、XとYを持つのは男性である。Y染色体は男性だけにある。

遺伝子は各々特定のタンパク質の構造を指定する。遺伝子には隣接した予備的部位があり、そこに暗号がかきこまれている。一つは「開始」を命ずる暗号で、遺伝子の解読をはじめる場所を示す。もうひとつは「終止」を意味し、遺伝子の終わりを示す。ほかに「プロモーター」と「レギュレーター」の領域があり、タンパク質の複製の開始と終了を命じるスイッチの役割をはたす。

まだ解明されていない神秘もある。特定のタンパク質の遺伝子とそれらの遺伝子をコントロールするメカニズムが暗号で指定されているのは、染色体上のDNAの五パーセントにも満たないのだ。多くのゲノムの専門家は、DNAがまだ解明されていない九十五パーセントの染色体を「ジャンクDNA」と呼ぶ。まったく何の機能もはたしてないDNAという意味である。進化の過程において偶然に蓄積されてきたものだというのだ。

しかし、専門家のうちごく少数だが、このような解釈に疑問をいだくものもいる。遺伝にかかわる物質の九十五パーセントがただのがらくたとは信じがたい。研究がすすみ、過去において機能なしとみなされていた種々の臓器の役割があきらかになった例もある。九十五パーセントの「ジャンクDNA」も無用のがらくたではなく機能しており、役割がまだ解明されていないだけだと彼らは考える。「ジャンクDNA」は、遺伝子がどのような方法で規定されているかを解明するためには重要なものなのかもしれない。

いずれにせよ「ヒトゲノム計画」とはその名前に問題があることだけは確かだ。ヒトゲノム計画は人間の遺伝情報全体の構造を特定することを目指しているのではない。目指すのは、たった五パーセントのゲノムの特定なのだ。暗号化システムが解明されている遺伝子と、その制御システムにかかわる遺伝情報の特定なのである。たとえヒトゲノム計画が本当に達成されたとしても、なぜ九十五パーセントのゲノムがジャンク、「がらくた」なのか、納得のいく説明をする仕事が残っている。いやむしろ、九十五パーセントのゲノムがどのような機能をはたしているのか説明するという課題がのこされていると言った方がいいだろう。人間のゲノムは、現在の知識に基づいた予測よりはるかに複雑なことが証明されるだろう。

分子時計への回帰

明らかなことは遺伝子のうち人間特有のものはきわめてすくないということである。大多数は同じ機能をはたすタンパク質をつくる遺伝子をもつ他の種にも存在している。ヒトゲノムの設計図の「完成」が宣言された日、当時のイギリスの主任科学者ロバート・メイ卿は指摘した。ことによると人間は五十パーセントの遺伝子をバナナと共有しているかもしれないと。

人間とその他の種の遺伝子構造は驚くほど似ている。人の遺伝子のうち四十パーセントがアルコールやパンを作るのに使うイースト菌と共通である。六十パーセントはミミズと同じで、ネズミやウサギといった、人間とは特に深い関係のない哺乳類でも八十パーセントから九十パーセントの共通遺伝子を持っている。チンパンジーや他の類人猿とは九十八から九十九パーセントの遺伝子を共有している。つまりゲノムについては、人とチンパンジーは違いより類似点のほうがはるかに多い。

突然変異とはタンパク質を構成するアミノ酸の配列暗号を指定する塩基の一つにおきる変化である。突然変異を引き起こす要因は数多くあるが、ほとんどは特別な原因なしに偶然、自然発生的に起きる。細胞分裂に際し、忠実な複製に失敗する場合もあるし、化学物質、熱、放射線などの物理的要因によるものもある。タンパク質の構造を考えると、正常な機能にとって必須の部分とそうでない部分とがあり、機能が失われない突然変異もあるのだ。重要な部位にごくわずかな変異がおきると、そのタンパク質は部分的にあるいは完全に機能を失うことになる。その結果、そのような変異を持つ人は病気になったり死んだりする。機能を向上させたり、新しい機能を追加するような突然変異がおきることもある。そのような突然変異は個体に利益をもたらすが、より稀である。複雑なシステムは不規則な変化によって改善するより損なわれやすいからだ。ほとんどの突然変異は重要でない部位で起き、結果的に害もなければ益もない。それらはタンパク質の機能を改善もしなければ損なうこともない。従って個体に害も益も与えずに蓄積されうるのである。

現在では多くの証拠から次のように考えられている。偶然の突然変異はゲノムの特定の部位に比較的コンスタントに蓄積される。これは突然変異の発生を分子時計として使用することができることを意味している。もし違う種において同じタンパク質を暗号指定するゲノムの部位を特定することができれば、あるいは、そのゲノムの他の性質を暗号指定する位置が特定できれば、その二つの種における塩基の厳密な配列がわかり、それらの間にある種差を計算することもできる。違いが少ないほど、両者はより近い関係にあり、共通の祖先からわかれてあまり時間がたっていない。違いが多いほど、共通の祖先からは遠いことになる。

科学者たちは分子時計を開発するにあたりゲノムの三つの要素に注目した。Y染色体は男性だけに出現し父から息子へと受け継がれる。したがって父方の系図をたどる道しるべとなる。二十二対、四十四個の常染色体は男女にあり、それらの突然変異は男女両性の歴史をたどるために使うことができる。第三が、核のまわりにある細胞内小器官で、細胞が使うほとんどのエネルギーを生産するミトコンドリアである。ミトコンドリアは太古の昔細胞器官にはいりこんだ寄生バクテリアの名残と考えられる。それらは細胞に取り込まれ、エネルギー生産器として使われたのだ。ミトコンドリアのタンパク質のいくつかは、常染色体にはなくミトコンドリアだけにあるDNAによって指定されている。重要なのは精子にはミトコンドリアが含まれていないということである。したがって、受精卵のミトコンドリアは完全に卵に由来する。つまり母方からのものなのである。このように男女の遺伝子的な歴史はそれぞれ、Y染色体DNAとミトコンドリアDNAによって別々にたどることができる。

この実例を南アフリカのレンバ族にみることができる。レンバ族の外見はどうみても黒人である。しかし彼らは自分たちがユダヤ人であると主張する。彼らの儀式にはユダヤ教の要素がいくらか入っており、それは単に過去数百年の文化交流によるものということでは説明しきれない。千年、あるいはもっと前に、ユダヤの商人が北から交易のためにやってきた。彼らはレンバ族と土地がとても気に入り、帰郷せずそこにとどまり、レンバ族の妻を迎えユダヤのしきたりを紹介したというのだ。ほとんどの人があまりにも不自然な話だと思うだろう。しかし、ダニエル・ゴールドシュタインらはそれを確かめようと決意し、レンバ族のミトコンドリアDNAとY染色体DNAを調べた。ミトコンドリアDNAは完全にアフリカ人のものだったが、Y染色体DNAのパターンはたしかにユダヤ系をしめしていた。言い伝えは大方真実であり、ユダヤの習慣も間違いなく、伝統的なやり方でおこなわれていたのだ。これは衝撃的な例である。DNA分析を使って、現生人類の人種関係について詳しい事実を明らかにすることができるのである。さらに人間と動物との関係を説明することもできる。科学においては詳細にしばしば悪魔がひそみ、発見の解釈にも誤謬《ごびゅう》はつきものだ。しかしその分野についての特別の知識があれば、総合的な概観についてはほぼ疑いの余地はない。

人間が属している霊長類は、握ることの出来る手と双眼視力を持っている。メガネザル、キツネザル、旧世界猿、広鼻猿類、類人猿も霊長類である。類人猿は猿より大きな脳をもち尾がない。テナガザル、オランウータン、ゴリラ、チンパンジーが類人猿である。これまで、人間、二種のチンパンジー、ゴリラ、オランウータン、猿のDNA配列については多くの研究がなされてきた。キツネザルやメガネザルなど他の霊長類との関係にくらべ、類人猿五種がお互いにより近い関係にあることは明らかである。人間とチンパンジーの関係は人間とゴリラ、オランウータンの関係より近い。心強いことに分子時計が、われわれが動物園で考えることを証明してくれる。人間にもっとも近いのはやはりチンパンジーなのである。

分子時計の目盛りが正確かどうかはまだ定かではない。ゲノムのある部分が他より急速に突然変異することもあり得るし、そのために差異の蓄積率がことなることもある。ミトコンドリアDNAとY染色体DNAの分子時計の間に齟齬《そご》が生じることもありうるのだ。突然変異の発生率は現在と過去とでは違ったことだろう。宇宙からの放射線密度、火山活動による地上の放射性物質の密度にもばらつきがあるためだ。それらのことを考慮しても、研究者のほとんどが、今では次のように考えている。チンパンジーと人間とは、およそ七百万年前から五百万年前までのあいだに共通の祖先をもっていた。われわれが人間となり、チンパンジーがチンパンジーとなったのはそのときから続く遺伝子の突然変異によるのである。

何がわれわれを人間につくりあげたのか

遺伝子学者たちは動物園での単純な観察からわかることを確証している。人間とチンパンジーとの遺伝子的差異はかなり少なく、その程度も低いがきわめて重要である。それらを解明し、理解することは医生物学全体におけるもっとも興味ぶかいプロジェクトのひとつである。幸運にも、人間とチンパンジーとの差異にかかわるゲノムの領域は比較的狭く、要約すると次のようになる。

1 人間が快適に歩行したり直立したりすることを可能にする遺伝子。
2 人間に皮下脂肪を与えた遺伝子。特に尻、胸、妊娠中の胎児における脂肪の増大をもたらす遺伝子。人間の赤ん坊は他の霊長類よりも格段に太って生まれてくる。

3　人間に大きく、接続の行き届いた脳を与えた遺伝子。これは人間とチンパンジーとのもっとも重要な差異である。驚くべきことに、脳は皮下組織と同じく実質的には脂肪でできている。脳と胸、尻には、イメージだけでなく、生化学的にみても興味深いつながりがあるかもしれない。

4　鼻腔《びくう》と口腔、咽頭等の呼吸器系の機械的構造を人間に与えた遺伝子。それらにより人間は明晰な言葉を発することが可能になった。すなわち、脳の構造と連携して、発話を理解して応答するための呼吸や咽頭のコントロールを可能にした。

かつては直立姿勢の獲得と脳容量の増大とは時間的に密接な関係があると考えられていた。しかし現在は、不完全な化石記録のせいでこのような見方がうまれたことがわかっている。化石記録が増えるにつれ、とくに同一人物の頭蓋骨と骨盤、足の骨を含む化石化した骨格が発見されたため、あきらかになったことがある。直立と脳容量の増大とは時間的にかけ離れたできごとだったのである。おそらく、直立姿勢の獲得は五百万年前から三百五十万年前までの間だと思われるが、脳については三百万年前から二百五十万年前までは大きくなった痕跡がほとんどない。いつ脂肪の蓄積が始まったのか、いつ体毛を喪失したのか、明晰な発音に必要とされる咽頭のような組織がいつ発達したのかもわからない。それらの組織はほとんど化石として残らないからだ。次章からは、過去五百万年間、特に過去三百万年間におきたことを、脳の構造と機能に焦点をあてて考えてみるつもりだ。それにより、われわれを人間につくりあげた変化をみきわめることができるだろう。それはまた、私がこのような結論に到達した道のりを語ることでもある。始まりは私が医学生として働いていたケニアであった。

3 骨、石器、遺伝子

ナイロビにいた頃のことだ。医学生だった私は、飛行機で往診を行う新しい医療サービスに参加していた。ある日、午後から休みをとって車を借りた。私はオックスフォードで人類進化の権威ウィルフレッド・ルグロス・クラークに解剖学を学んだ。化石記録における初期霊長類についての論文で一番をとり、以来ルグロス・クラークの知己を得る。私のケニア行きを知り、彼はオロルゲサイリの発掘現場を見に行くよう勧めた。

七月のある曇った日、私はナイロビをあとにし、ンゴングヒルズめざして車を走らせた。アイザック・ディネーセン『アフリカの日々』（晶文社刊）とその舞台であるコーヒー農園で有名になった場所だ。丘の南、尾根にそってつづく道は一気に大地溝帯へと落ち込む。ヨルダンから中央アフリカ、東アフリカを通る大地の裂け目、大地溝帯。過去一千万年のあいだ、ここ大地溝帯には淡水、塩水、半塩水の大きな湖がいくつも散在し、激しい火山活動や地殻変動もあった。火山活動はその後の歴史を知るためには重要だ。定期的に地域を覆う火山灰と溶岩の層は、物理化学的な方法で正確に年代を特定することができるからだ。火山灰層の間には堆積物もたくさん残る。湖や川の沈殿物だ。それらの湖は今日のビクトリア湖より大きかったことも、小さくなった時もある。大きさは変わってもいつもそこにあった。堆積物はそれをおおう火山灰層のおかげで厳密に年代を測定できるのである。

道はひどい悪路で、私はゆっくりと進むしかなかった。大地溝帯のすばらしい眺望に魅せられ、幾度も止まったためでもある。キリンなどの動物が頻繁に行く手を横切る。この土地のもともとの所有者であるマサイ族や家畜もいた。標識はほとんどなく、幾度か道をまちがえたのではないかと思った。ついに小さな殴り書きの立て札をみつけ、オロルゲサイリへのわき道をたどる。私を待っていたのは埃《ほこり》だらけの小屋数軒と数えきれないほどのハンドアックスであった。

今日、オロルゲサイリは保護が行き届き、よく整備されている。現場が荒らされたり遺物が置き換えられたりしないように、一段高くなった遊歩道がハンドアックスと訪問者とを用心深く隔てている。当時は、見学者とハンドアックスを隔てるものなどない。おびただしい数のハンドアックスがそこかしこにあった。形、大きさ、おそらく機能もさまざまだ。まずその数の多さに圧倒される。かつては満々と水をたたえ、湖に流れ込んでいた川。今は干上がってしまった川のほとり。初期の人類にとって重要な場所だったことは明らかだ。今から七十万年前から六十万年前のことだ。しかし、オロルゲサイリが見せてくれるわれわれの祖先の姿は、じれったいほど、捉えどころがない。人間の遺骸はなく、遺物もほとんど発見されていない。何千ものハンドアックスだけが、そこでおきたことを物語る。あとは想像するしかない。

その夜ナイロビに戻る道中、私はさまざまな想像をめぐらした。

われわれはどのようにして「人間」になったのか考えつづけないわけにはいかなかった。医者として何を専攻しようと、人間の起源に関する興味からはのがれられない。人間の進化の研究にどうしてもひかれてしまう。

人間の起源について知りたいという強い衝動に駆られていたのは私だけではない。われわれは皆、最新の化石発見の記事をむさぼり読む。特に重要な発見は国際的なニュース雑誌の表紙を飾り、その号はとぶように売れる。

残念ながら、われわれの興味と知識の信頼性は反比例しているようだ。どうみても不可能なことを試みる。ほとんど証拠が無いのに、出来ごとを再現しようとするのはその最たるものだ。われわれが見つけようとしているのはせいぜい個体数、数万の初期人類である。彼らを特定する遺物は耐久性のある石や骨以外ほとんど残っていないというのに、わずかな生息数の初期人類について知ろうとする。彼らの遺骸は数ヶ月、長くても数年のうちに骨も肉も完全に分解してしまう環境にあった。家庭で使われていた遺物も同じである。そのような人々が洞窟や沼で、あるいは洪水や火山噴火など尋常でない状況のもとで亡くなる可能性は万に一つ、いやほとんどない。その場合は骨だけが残る。チンパンジーと同じ祖先から分岐したあとの人間。当然のことながら、その研究はまったく貧弱な根拠にもとづいている。専門家の見方がきわめて多様で、論争が悪意にみちていたとしても驚くにはあたらない。アルタミラ壁画のエピソードが好例である。古生物学者と古人類学者との論争は枚挙にいとまがない。証拠の欠如は致命的だ。それに学者たちの高い知性と名声への野心が加わると、証拠は事実解明の手がかりというより論争の火種となるのも無理からぬ話だ。

信頼できるわずかな事実、ほとんど誰もが同意できる事実とは何か。

五百万年前から三百万年前まで

アフリカには数種、いや多くの初期人類がいた。人間ではないが類人猿の系統とは異なる。その骨格はアフリカの北東部から東アフリカ、中央アフリカを通り南まで、かなり多く残っている。しかし骨の破片のみで種を特定することはほぼ不可能だ。当然いくつかの論争がおきる。

この時代の初期人類は通常アウストラロピテクス属と呼ばれている。専門家のなかには、より小さなグループに分けようという者もいる。その中でもっとも有名な化石骨格は一九七四年に大地溝帯のエチオピア領ハダールで出土した。ほぼ完全な骨格が発見され、ジョハンソン博士とそのグループによりルーシーと名づけられ、有名になった。発見当時キャンプに鳴り響いていたビートルズの「ルーシー・イン・ザ・スカイ・ウィズ・ダイアモンズ」からとられた名前だ。ルーシーとその近くでみつかった化石は文句なしに重要な発見であった。

彼らはアウストラロピテクス・アファレンシスと命名された。棲息年代は三百六十万年前から三百二十万年前である。湖や川のほとりに住んでいたため、遺骸は亀、魚、爬虫《はちゅう》類、哺乳類など水辺の種とともにみつかる。骨から判断して、彼らの胴体は直立しており、骨格は現生人類と類人猿の中間であった。足は現生人類より短いが腕は長く強い。おそらく、木登りがまだ重要だったためだろう。身長は三フィート（約九十センチメートル）から四フィート六インチ（約百三十五センチメートル）の間で、現生人類よりはるかに背が低い。種によって体格に差があったのだろうか。大きいほうが男性で小さいほうが女性だったのだろうか。それについてはいまだに不明で、活発な議論がなされている。食性は、歯から判断して、類人猿のような完全な菜食ではなく肉も食べる混合食であった。脳の大きさは現代のチンパンジーとあまりかわらない。現生人類の三分の一から四分の一である。彼らの生活様式についてわかっていることは限られている。三百万年前、猿人は直立し快適に歩行していた。遺骸は水辺で化石化していることが多い。それだけである。人工遺物が残っていないからだ。行動は現代のチンパンジーに似ていたと思われる。食性は多彩で、主に菜食だが昆虫や地虫、時には小動物やより大きな動物の死骸も食べていたようだ。

アウストラロピテクスは二足歩行していた。これについては疑いの余地はない。タンザニアにメアリー・リーキーらが発見したラエトリという場所がある。そこにあるものを見れば、三百五十万年前の人々に親近感をいだかざるをえないだろう。近くの火山からだろうか、積もったばかりの火山灰に残された真新しい足跡だ。二人の人間がともに歩いてゆく。男性と女性、あるいは親子だろうか、一組の足跡が少し大きい。彼らが歩いた直後に雨がふったのだろう。足跡はコンクリートのように固まり、保存された。ほとんど手つかずの動物の宝庫セレンゲティ平原を車で横切り、われわれ人間に近い核家族の足跡をみるのは感動の経験だ。危険のなかを歩いて行く人々とほんとうに出会ったような気がした。

彼らはどのような環境で生きていたのだろう。彼らの遺骸はほとんどいつも湖畔などの水辺かそれに近いところで見つかる。少なくとも彼らのなかには水辺に住んでいたものがいると考えるのが妥当だろう。なぜそのような環境にすんでいたのかはわからない。遺骸が水辺でみつかるということは、ほとんどのアウストラロピテクスが水辺に住んでいたということなのか、そのような環境が化石化に好条件だったためなのか、それとも他の環境が化石化に適さなかったためなのかは謎である。人間にとって水が重要だったという証拠は他にもあるが、それは後で論じることにする。

三百万年前から二百万年前

三百万年から二百万年前のある時点で、脳の容量、構造、機能に最初の顕著な変化があらわれた。以下の二点である。

第一は、チンパンジーやアウストラロピテクスより大きい頭蓋内腔を持つ頭骨の出現である。頭蓋内腔が大きいということは頭骨内の脳容量が大きいということだ。脳容量の変化についての確かな証拠といえよう。化石記録ではじめてのものだ。

第二は、大きな脳は興味深い行為を可能にしただろうということだ。この時期に前後して打製石器が多くみつかっていることからもそれは明らかだ。石器は無作為に岩を砕くのではなく目的にあわせて成型されている。この種の簡略な石器はタンザニアのオルドヴァイ峡谷にちなんでオルドワン石器と呼ばれる。はじめてそれを特定したのはリーキー一家である。

古生物学者は、より大きな頭骨をもち、打製石器を最初に創った人々にホモ（ヒト属）という接頭辞を与えた。われわれ現生人類もこれに含まれる。彼らは通常ホモ・ハビリスと呼ばれる。道具を作っていたので、器用な人という意味である。彼らが独立した単一種だったのか、数種の総称なのかはわからない。むしろ進化したアウストラロピテクスと定義したほうがいいのかもしれない。

これについてはいまだに論争中で、はっきりしたことはいえない。たしかに彼らは他と違っている。一九六六年、もっとも注目すべきものが、エチオピア北部のアワッシュ渓谷中部でアメリカとエチオピアの共同探検隊により発見された。正確に二百五十万年前のものと測定された地層で、猿人の化石骨格ばかりでなく他の骨も発見されたのだ。猿人は発見者によりアウストラロピテクス・ガルヒと名づけられた。しかし彼らをホモ属に分類することも可能だったろう。

重要なのは名称ではなく彼らの行動に関係した化石である。ミネラルの堆積物と骨は浅い淡水湖と草の多い水辺に特有のものである。鳥、魚、鰐や亀、爬虫類、種々のレイヨウ、シマウマ、それらを捕食する動物などである。さらに、エチオピアの遺跡でみつかった動物の骨の多くには切断したあとがあった。それらは石器による切断の典型的な特徴を示していることが実験からわかった。それについて研究者たちは次のように記している。

石器を使う猿人は二百五十万年前に湖のほとりで活動していた。骨の変形からみて、解体されたのは大型の動物であろう。皮をはがされ、長い骨は砕いて開かれた。骨髄をとりだすためだろう。骨髄は、初期人類の進化における新しい食料である。それは生理的にも、進化や行動においても重要な効果をもたらした。骨髄を得るための骨の粉砕切断はクービフォーラやオルドヴァイ峡谷など、後に発見された場所においても報告されている。

骨髄はほとんど脂肪でできている。この新たな食材は、偶然にも脳容量の増大と道具の使用と同時期に出現している。これら三つの出来事には関連があるのだろうか。

解体切断された骨は石器とともに発見されたのではない。研究者たちによればこの地域には石器に適した石があまりなかったという。そのため石器は注意深く保管され、次の場所へ運ばれていったのだろう。ケニア北部の大地溝帯では石器工房のあとがみつかっている。二百四十万年前から二百三十万年前のもので、エチオピアのものより少し新しい。そこで石器がつくられたことがわかった。考古学者たちは二十もの破片を元の丸石の形に再生する見事な偉業をなしとげ、それを証明したのである。これにより、親となる石核から石器をつくるのに必要な技術を確かめることができた。この実験から、石器製作者たちが素材の石を十分に知り尽くしていたことがあきらかになった。彼らは的をねらい迅速、的確に腕を動かすことができた。現代のチンパンジーにも容易には出来ないことである。

遺跡からは示唆に富む多くのものが発見されたが、説明のつかないこともあった。人骨がひとつもないのだ。そのため、だれが石器を作ったのかは不明である。だが、彼らは進化の途上にあった。アウストラロピテクスとホモのあいだの種かもしれない。湖のほとりか川岸に住んでいたのだろう。水辺の草食哺乳類、爬虫類、魚の化石がともに発見されている。道具とともにいつも見つかるのは亀の骨とダチョウの卵殻である。おそらく食料だったのだろう。水の豊富な場所、沼や湖のほとりの開けた土地。このような環境に適応して快適にくらしていたものがいたのだ。

二百万年前から五十万年前まで

三百万年前から二百万年前にかけ、脳は着実に大きくなっていった。しかし、ホモ・ハビリス、その前のアウストラロピテクスとその系列人類の棲息はアフリカに限られていた。オルドワン石器は粗野でデザインも単純だが、あきらかに最適な石材を選ぶ技術をもつ人々によって作られている。最上の破片をつくりだすために、石を叩き、砕く技術に秀でた人々である。しかし、完成された石器にさらに意図的に手を加えたという証拠は限られている。

この時期の終わり頃、二百万年前から百七十万年前頃までに、人類の進化は新たな段階をむかえた。頭骨はより現生人類にちかくなり、頭蓋内腔も実質的に大きくなった。百五十万年前頃には石器の質があきらかに向上した。より明確な形に、注意深くつくられた道具石器であることは明白だ。まさにハンドアックスという名にふさわしい。古生物学者は解剖学的に進化し、石器をつくった人々をホモ・エレクトゥスと名づけた。

アウストラロピテクス同様、ホモ・エレクトゥスについての知識の多くも、すばらしくはあるが、限られた発見に基づいている。最も有名なのがリチャード・リーキーとアラン・ウォーカーの探検によるものである。アラン・ウォーカーは解剖学者で、ナイロビ大学医学部の創立当時、ともに医学生を教えた仲である。みつかった骨格はナリオコトメ・ボーイあるいは、トゥルカナ・ボーイとして知られるようになった。トゥルカナ湖のほとりにあるナリオコトメ渓谷で、有名な化石ハンター、カモヤ・キメウによって発見されたからである。百七十万年から百五十万年前の地層である。おどろくべきことに、骨格はほぼ完全で、身体のすべての部位と、それがどのように組み合わさっていたかを正確に評価することができた。なぜ骨格が完全な形で残ったのか？　鰐や亀のいる沼地で死んだにもかかわらず、身体がすぐに泥におおわれ、腐食動物による分解を免れたためであろう。

専門知識がなくても、骨格をみて気付くことが三つある。

1　彼はアウストラロピテクスよりずっと大きい。身長は五フィート三インチ（約百五十八センチメートル）で、骨の調査から年齢は九歳から十二歳の間と思われる。アラン・ウォーカーは成人した時の身長は六フィート（約百八十センチメートル）を超えるだろうと概算した。

2　彼はあきらかに直立していた。骨格から、快適かつ完璧に二足歩行をしていたことがわかる。

3　頭骨は大きく、脳がかなり大きくなっている。現代のチンパンジーの二倍以上である。

骨格の詳しい調査で多くのことが明らかになったが、ここでは一つだけあげておこう。脊髄《せきずい》の太さである。脊髄は椎骨《ついこつ》の中を通るので、太さは椎骨の穴の大きさで示され、それより太いことはない。われわれ現生人類の脊髄は胸郭のところで太くなっている。呼吸器の筋肉に通じる神経を収容するためだ。動物はすべて呼吸するが、話すのは人間だけである。動物にとって空気を供給するための呼吸制御は必須だが、その仕組みは比較的単純である。人間以外の動物では、胸郭の部位で脊髄が拡張していることはない。動物は生きるために呼吸し、それ以上は必要ないからだ。しかし、現生人類が呼吸するのは話すためでもある。発話に必要な呼吸制御ははるかに複雑で、それに携わる神経は緻密で太い。その結果、発話する人間の胸部脊椎骨においては、脊髄の通る穴がきわめて大きい。この拡張がナリオコトメ・ボーイには認められない。したがって彼は話すことができなかったと思われる。たとえ話すことができたとしてもチンパンジーの鳴き声程度のものであったろう。

第二のホモ・エレクトゥスの骨格もキメウとウォーカー、リーキーの研究班により発見された。

それは成人女性で、彼女からも意外なことがわかった。ビタミンAは人間にとって必須の栄養素である。ビタミンDと同じく脂溶性で、脂肪に蓄積される必須栄養素の一つであり、さまざまな身体機能に必要とされる。細胞分裂やすべての組織の正常な成長と発達には欠かせない。目の機能、特に夜間における目の機能に重要な働きをする。しかし過剰摂取が深刻な害をひきおこす稀な必須栄養素でもある。さらに、その害は骨に明らかな痕跡をのこす。骨が特徴的に厚くなるので、診断は容易である。

トゥルカナ婦人の骨格はビタミンA過剰症の明白な痕跡をしめしていた。このような変化をきたすには、何ヶ月間も中毒症状がつづいていたにちがいない。彼女は死ぬまで苦しんだことだろう。アラン・ウォーカーは鋭い洞察により、こう結論づけた。彼女は家族や部族の人々によって介護されていたにちがいない。そうでなければ多くの捕食者がいる過酷な環境で生き延びることはできなかったであろう。では、ビタミンAは何から摂取されたのか。それも障害がでるほどの量である。源は二つしかない。もしそれが食生活の中心になった場合には重要なものとなる。一つは肝臓である。特に肉食獣と水棲食物連鎖の頂点にいる動物、鳥や魚の肝臓である。ビタミンAは水棲の微生物によって作られるので、われわれはタラの油やヒラメの肝臓から摂取することになる。このようなビタミンAの過剰摂取による障害は、アザラシや北極熊の肝臓を食べた北極探検隊によって最初に報告されている。もう一つの供給源が蜂やシロアリなどの昆虫や地虫である。そう考えると、トゥルカナ婦人、トゥルカナ・ボーイは少なくとも、時々肉をたべる混合食か、完全な肉食だったと思われる。水棲の食物連鎖の頂点にたつ動物の肝臓を相当量食べていたか、肉食獣を食べていたのだろう。地虫を大量に食べていたのかもしれない。それらすべてを食べていた可能性もある。同時に相当量の脂肪を食べていたに違いない。ビタミンAは脂肪とともに摂取されるからである。後に詳しく述べるが、この種の脂肪は脳容量の増大に必要なものである。脂肪は人類の進化、成長において一過性とはいえない重要な役割をはたしてきたのかもしれない。

初めてアフリカの地を出て

ホモ・エレクトゥスは冒険を好んだ。東アフリカから発してアフリカ大陸全域に広がり、さらには、北極圏を除くヨーロッパ大陸、アジア大陸のほとんどに広がっていった。二百万年前から五十万年前までの百五十万年間、ホモ・エレクトゥスとその一族は世界中に君臨する。解剖学的な差異から、ある種についてはホモ・エルガスターとかホモ・ハイデルベルゲンシスと呼ぶべきであると論争がおきたが、単一種か近親種のあつまりのどちらかであると思われる。

ホモ・エレクトゥスとその亜種はアフリカから西はイベリア半島、東はジャワ島まで四方八方に広がった。この期間の初期の四十万年から五十万年間、ホモ・エレクトゥスに関係する遺物といえばオルドワン石器である。肉を切ったりそいだり、骨を砕いて骨髄をとりだすために使われていた。オルドワン石器の初期発掘現場のほとんどがアフリカにある。しかし、最近グルジアのドマニシで百七十万年前のものが発見された。これにより、いかに遠くまでホモ・エレクトゥスが広がっていたかがわかる。アフリカにあるほとんどすべての遺跡同様、ドマニシも水辺であった。二つの川の合流点である。他にもスペインからジャワにいたるまで同じような場所で見つかっている。たいていは年代も完全には特定されない。アフリカとユーラシア大陸で発見されたほとんどの最新標本は五十万年前から三十万年前のものと推定される。もっともインドネシアで最近発見されたものの年代は論議を呼んだ。それによりホモ・エレクトゥスが少なくとも四十万年前から三十万年前まで生存しつづけていた可能性がでてきたからだ。この間、身体の解剖学的変化はあまりなかったようだ。頭骨は次第に大きくなったがその他に劇的な変化はない。

ホモ・エレクトゥスは地続きの大陸を移動するというめざましい動きをみせた。これは控え目に言っても、普通ではない行動だ。共通点は水だけの、環境の違うさまざまな場所に、瞬く間に広がっていった種はほかにはない。ホモ・エレクトゥスはたしかに冒険家であった。そのような類をみない拡散が可能になったのは、彼らが分裂する傾向を強く持つ集団だったためと考えるしかない。個々の群れはたしかに分裂したにちがいない。分裂を繰り返し、きわめて広範な地域に非常に迅速に広がったにちがいない。度重なる集団の分裂を促進する人格とはどのようなものなのか。まだ十分に研究されていないが、それは脳の進化にかかわるメカニズムにも重要な手がかりを与えてくれるだろう。

ハンドアックスと火

わずかな例外を除き、ホモ・エレクトゥスの文化を軽蔑的な一言で要約すれば、「退屈」ということになる。もちろん不当な表現だ。なぜなら、彼らの生活についてわかっていることはごくわずかで、骨と石器以外はほとんどすべて、永遠に失われてしまっているからだ。

しかし、発掘現場でそれを初めて見る者にとってきわめて衝撃的な遺物も残っている。ハンドアックスである。私はオロルゲサイリで数多くのハンドアックスを見て非常な衝撃をうけた。ハンドアックスはアフリカで百六十万年から百五十万年前にかけて出現し、東南アジアを除き、ホモ・エレクトゥスの定住先に急速に広がった。ハンドアックスがどのように伝播《でんぱ》したのかはわからない。最初に発明した集団が近くの集団に教えるというやり方で広まったのだろうか。世界各地で多くの集団が、ほぼ同じ時期にハンドアックスの製作技術を発見したのか。あるいはハンドアックス製作専門の職人集団ができ、他の人々から離れて移動しながら秘伝の技術を守っていたのだろうか。いまだに謎である。

ハンドアックスと、同種の石器クリーバーは何のために作られたのか。それさえわかっていない。クリーバーの先端は鋭く成型されており、多少、現代の斧の頭部に似ている。それらは、たとえば、骨を砕くために使われたのだろう。骨髄をとりだすためだ。しかし、いわゆるハンドアックスについてはクリーバーより多く発見されているのだが、その用途は謎である。もちろん用途については何の証拠もない。ハンドアックスを持ってみればすぐわかることだが、何かを切断するためには、把手をつけて持たなければ、切る対象よりも道具の使い手のほうにより大きな損傷をあたえてしまう。見事に成型されたハンドアックスは全体が鋭くとがれているからである。使い手は、手袋をはめなければ、振り下ろしたときに大怪我《けが》をしてしまうだろう。

ハンドアックスについては以下の説が最も説得力があるように思われる。ハンドアックスは水中あるいは水辺で動物を攻撃するためにミサイルのように投げられた。これはアイリーン・オブライエンの説だが、最近ではウイリアム・カルヴィンもこれを支持しており、私もこの説が一番理にかなっているように思う。なぜ刃の周囲全体が鋭いのかも説明がつく。標的にダメージを与える可能性を高めるためである。さらに、非常に多くのハンドアックスが未使用のように見えるのも納得できる。ほとんどのハンドアックスは的をはずれたからだろう。当たったとしても標的が柔らかいため、多少の損傷を与えて水や泥におち、そのままになったのだろう。オロルゲサイリのような場所で、おびただしい数の美しい斧が原形を損なわれずに、広範囲に散乱している。その理由も説明がつく。七十万年前から六十万年前にかけて、ハンドアックスが使われていた時代、オロルゲサイリは湖畔の湿地にながれこむ小川であった。動物にとっては大変魅力的な場所だったことだろう。多くの獲物が集まっているところにハンドアックスをなげる。効率的な方法だ。ハンドアックスが不規則に散らばっていること。その他の遺物が比較的少ないこと。エッジが泥に突き刺さっていることも説明がつく。オブライエンは円盤投げの選手にハンドアックスを投げさせてみた。ハンドアックスはその形状のために空中を飛びながら垂直方向に落下し、何度やっても地面にあたるときはエッジが先に突き刺さった。

ハンドアックスに関して最も重要なことは、その製作と使用にあたって、人間は三つの関連した行動をとる必要があったということである。最初に、製作者はハンドアックスに適した石をみきわめ、原石のうえに形状を思い描かねばならない。次にしっかりした台に腰掛け、槌で石をハンドアックスの形状に削らねばならない。最後に、使用者はハンドアックスをかなり遠い獲物めがけて正確に投げるための運動機能を養わねばならない。

石のなかに完成した形を思い描くことは、世界中にホモ・エレクトゥスとその亜種が君臨していた時代に発達した人間の新しい特性である。「彫刻家の技とはそこにすでに存在しているものを明るみに出すことだ」というミケランジェロのことばそのものだ。きわめて興味深いことに、三次元の形を視覚化することは、現代の建築家、彫刻家にも共通した特性である。彼らはしばしば「読字障害」である。文字言語の処理に問題がある学習障害だ。しかし、多くの読字障害者には特別な能力があることも良く知られている。そこにあらわれていない形を見る能力、それが形となってあらわれる前に、現代ならコンピュータグラフィックスによって視覚化される前に、三次元の構造物を視覚化する能力である。のちに述べるが、読字障害は分裂病患者の家系にもよく出現する。このような遺伝子の「異常」がうみだした能力が、人間の歴史において、きわめて積極的な役割をはたしていたのかもしれない。

読字障害の者にはもう一つ変わった特性がある。家族は気付いているが、興味深いことに、彼らは不器用さと手先の機敏さとをあわせもっているのだ。読字障害の人々はしばしば、走ることや跳躍、キャッチボールなどの全身運動が苦手である。その度合いが強い場合は、統合運動障害と呼ばれることもある。しかし、読字障害の子供をすわらせ、胴体が安定すると、「不器用な」彼（男性により多くみられる）は限られた視野のなかで驚くべき手先の器用さをみせる。模型製作やレゴのようなブロックキットを組み立てることがたいへんうまい。

石のなかにできあがった形をみることができ、胴体が安定していると手先を正確に動かすことができる。これらの特性はまさに、ハンドアックスとクリーバーをつくるために必要なものである。現代において読字障害とよばれている障害の遺伝子をもつ人々、そのうちの少数に認められる能力は、ホモ・エレクトゥスがハンドアックス製作において使った技術そのものではないか。

しかし、ハンドアックス製作に必要な遺伝子の組み合わせを、ハンドアックスの使用者はもっていなかった可能性がある。オブライエンが指摘しているように、ハンドアックスが投擲《とうてき》されていたとすれば話だが。投擲と槌で石を割ることの最大のちがいは、投擲には全身運動の統合が必要であるということだ。手や腕の筋肉だけでなく、胴体や足との協調が必要である。カルヴィンは的確な投擲に必要な技術を強調した。正確に投擲する場合、腕は一連の動きを正確に、しかも、きわめて迅速に行わねばならない。さらに、最短の動きをするためには足場を固定し腕以外の体幹部を安定させなければならない。運動選手の技術が必要なのである。

ハンドアックスと投擲、呼吸制御との関係は、解剖学者や古文化人類学者によってもまだ十分に解明されていない領域のひとつである。かつて微細彫刻の専門家についての新聞記事を読んだことがある。針穴より小さい自由の女神を象牙《ぞうげ》に彫刻するのだ。作品は商業的にも大きな成功をおさめ、彫刻家の人気は高い。この記事について特に印象にのこったことが三つある。

1　彫刻家によれば、微細彫刻に必要とされる最も重要な技術の一つは呼吸の制御だという。投擲の場合と同じだ。正確に動くためには一時的に呼吸をとめる必要がある。しかも手の動きを調節しながら呼吸をとめなくてはならない。投げる、打つ、捕まえるといった動作が必要なスポーツで最高の力を発揮するには、潜在意識下での正確な呼吸制御が必須である。運動選手ならみな知っていることだが、通常は意識せずにおこなわれる。正確な呼吸制御なくしては、一流の選手といえども、体を安定させ腕を正確にすばやく動かすことはできない。

2　その彫刻家はきわめて重い読字障害であるが、手先の動きが驚くほど正確である。

3　素材の選択が極めて重要である。彫刻は緻密に構築されねばならない。望まぬ面を削らないよう注意が必要だ。手と呼吸の見事な制御、素材の選択などすべての技量は、ハンドアックスの熟練工にも当然必要とされるものだったはずだ。

正確な呼吸制御は話すときにも必要である。ハンドアックスの製作技術と投擲の技こそ、人間が霊長類の発声から一歩すすんだ発話を獲得するために発達させるべき重要な技だったのだろう。これについては後で詳しく述べる。トゥルカナ・ボーイは発話に必要な呼吸制御が未発達であった。しかし、その後のホモ・エレクトゥスはそれを発達させた。これを確証する化石はまだみつかっていない。

このようにしてホモ・エレクトゥスは呼吸制御の技を獲得した。だが、終わりにあたって再び強調しておかねばならないことはホモ・エレクトゥスの時代、文化の変化がいかに遅かったかということだ。ホモ・エレクトゥスの出現とハンドアックス文化の出現のあいだには二万世代、四十万年という時が経過している。さらに五万世代、百万年という長期間にわたってハンドアックス文化はほとんど変化していない。そのうえ、その間の道具文化には地理的な差異がほとんど認められない。発見時の状況をしらなければ、専門家でもオルドワン石器群、ハンドアックスとクリーバーの出所がアフリカなのか、ヨーロッパ、アジアなのか区別することはきわめて難しい。ホモ・エレクトゥスはたしかにホモと呼ばれる二足歩行の「ヒト」だったかもしれないが、変化や文化的多様性を執拗にもとめる現生人類の情熱はもっていない。時間的にも空間的にも固定した文化から、きわめて多様な変化をみせる文化に切り替わったのはいつからなのだろう。この転換こそ人類の進化において考慮すべき最も重要な出来事といえよう。

五十万年前から二十万年前、十万年前まで

百万年から百五十万年もの間、文化の動きは遅く、変化もほとんどなかった。しかし再び、ある劇的な変化を示す化石が出現する。「ホモ」（ヒト属）の中に現生人類と同じ、あるいはより大きい脳をもつ者があらわれたのだ。この変化が一箇所から世界に広がっていったのか、世界各地でほぼ同時におきたのかは不明だ。わかっているのは、頭骨の大きさの変化とともにハンドアックスの質が最終的な向上を示し、地理的多様性が認められるようになったということである。ハンドアックスのなかには今でもきわめて美しいものがある。地理的な変化もあらわれてきた。多くは実用ではなく、装飾、地位の象徴、求愛の道具として使われたのだろう。注意深く吟味された原石から複数の刃や破片を削りとる、新しい形式の石器製作もはじまった。初めて、先端を火で焼き硬くした槍のような木製の道具も現れた。人々は美しいものを作り、火を管理しはじめた。材料の性質を変化させるために火を使いはじめたのである。

これらの道具を作った人々にはさまざまな名前がつけられた。呼称やグループ同士の関係については意見がわかれている。やがて約三十万年前までにネアンデルタール人が出現した。頭骨と体形に特徴のあるネアンデルタール人は、南ヨーロッパから現在中東とよばれている地域において発見されている。確かなことは、ネアンデルタール人の脳、さらに当時アフリカとアジアに住んでいた他の原人の脳が急速に大きくなり、現生人類とほぼ同じ大きさになったことである。道具の質や火

を管理していたことから、彼らが基礎的技術をもっていたことがわかる。しかし、広範な地理的分布にもかかわらず、文化的多様性はいまだに限られたものであった。この期間の終わりにかけて、埋葬の形跡があらわれはじめる。身体を飾るための赤い土絵の具（黄土色）の使用も認められている。発見された遺物は彼らが象徴を理解し、死後の生という概念をもっていたことを本当に示しているのだろうか。これについては多くの議論がある。たしかに多くの実用的な石器にくらべ、象徴的なものは稀であり、資料があまりにも断片的すぎて、その用途を解釈することは難しい。ことによると象徴的なものなど存在しなかったのかもしれない。

二十万年前から二万年前まで

二十万年前から十万年前にかけて、現生人類と基本的に同じ頭骨と体形をもつ人間が初めて現れた。考古学的記録によると、彼らは十万年前から五万年前までの間に多数棲息していたと思われる。人口の増加に必要な時間をさしひくと、二十万年前から十万年前にはすでに棲息していたことになる。アフリカでの棲息地は、十四万年前から九万年前にかけて、エリトリアからコンゴ東部、南アフリカにいたるまで広範にわたる。その後、彼らは中東にあらわれる。そして五万年前までにはヨーロッパ、アジア、オーストラリアにも出現する。

この頃、まさに劇的なことが起こった。体格や脳の大きさにかかわることではない。脳内のごくわずかな変化により、脳の働き方が変わったのだ。そのため行動に大きな変化がおき、現生人類が生まれた。

再び分子時計について考えてみよう。過去十五年間で、人類のほぼすべての常染色体、ミトコンドリア、Y染色体のDNAの重要な配列が解明されてきた。ミトコンドリアDNAは母方、Y染色体DNAは父方、常染色体DNAは父母両方の歴史をたどることができる。

ミトコンドリアDNA、Y染色体DNA、常染色体DNAを使った研究はいずれも同じ結論に達した。すべての現生人類は二十万年前から五万年前まで、より限定すれば十六万年前から十三万年前までに棲息していた祖先の系統をひく。分子時計はほとんど同じ時代を示しているが、Y染色体DNAの示す年代はより新しい。おそらく二十人から百人程度の小集団のなかで暮らしていた一組のペアが現生人類の直系の祖先だろう。棲息地はほぼ確実にアフリカだ。理由はDNAの人種間差異の幅にある。ほとんどすべての遺伝子を共有する集団は新しく分岐した集団で、共有遺伝子が少ない集団はより古い年代に分岐したことになるからだ。現生人類では最も大きな人種間差異がアフリカ人とその他の人種との間に認められる。アフリカ人種はDNAに存在する突然変異の幅が他人種より多様である。アフリカからよそへ移動するにつれ、変異の多様性は徐々に減る。したがって、現生人類はアフリカで発して世界中に伝播したという説がもっとも可能性がある。

現生人類の直系の祖先はどのような暮らしをしていたのだろう？　内陸の水系や海を利用していたのだろうか。これについては証拠の多くが海底に沈んでいる。現代の海面は過去に比べ高くなっているからだ。しかし、現在も海面より高い古代の居住地域がわずかに残っている。

最も重要な場所はアフリカ東部海岸の両端にある。一つは、南アフリカの東ケープ地方でクラシーズ川がハロルド湾に流れ込むところ、もう一つは紅海に面したエリトリアの海岸にある。「アフ

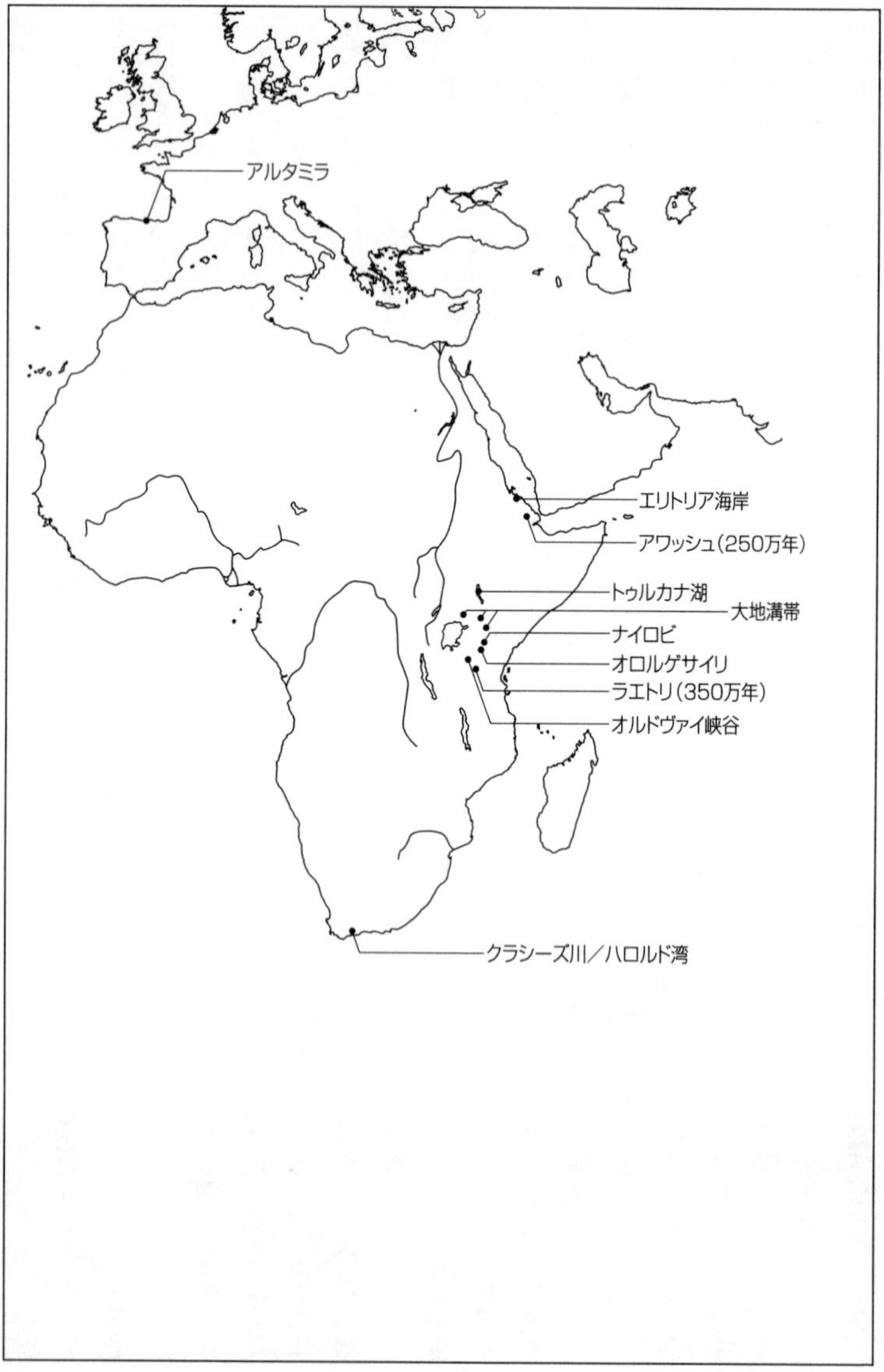
アルタミラ
エリトリア海岸
アワッシュ(250万年)
トゥルカナ湖
大地溝帯
ナイロビ
オロルゲサイリ
ラエトリ(350万年)
オルドヴァイ峡谷
クラシーズ川／ハロルド湾

リカの角」と呼ばれる地域の、かつてアラビア半島の南部と陸続きだった所である。いずれも約十二万五千年前の地層だ。そこで、現生人類ホモ・サピエンスの遺骸が発見されたのである。どちらの場所でも魚介類、甲殻類、魚などの海洋資源が大量に使われていたことがわかる。古代居住地域の三番目は中央アフリカのセムリキにある川と湖岸である。十万年前から九万年前の地層で、美しく細工された象牙の銛《もり》など、魚をとる道具が数多くみつかっている。これら三つは、十万年前から八万年前までの現生人類がみつかった中東の遺跡より古い。中東は人類がアフリカをでて最初に向かった場所である。

そして考古学的証拠と遺伝子から得られる証拠とが一致しはじめる。現生人類が十二万五千年前のアフリカ大陸の両端で見つかったのである。もとはアフリカのどこかで十五万年から十三万年前に出現したのだろう。彼らについては、内陸、海岸部を問わず、つねに水との関わりが認められる。後に触れるが、ジョナサン・キングドンらは現生人類が水を介して世界中に伝播していったと考える。最初は海岸沿いに、やがて大きな川の上流、内陸地へと移動する。水が陸地と出会う場所で得られる豊かな資源を利用したというのだ。興味深く、説得力のあるシナリオではないか。

アフリカから世界へ

当初、多くの古生物学者や考古学者から厳しく否定された一つの考えがある。現在では受け入れる学者たちも増えているが、たしかに挑発的な考えではある。およそ二百万年前、ホモ・エレクトゥスと呼ばれる人類の祖先の最初の集団がアフリカから世界中に広がっていった。ほぼ二百万年にわたり、現生人類の縁戚であるそれらの祖先の子孫、すなわち現代のチンパンジーよりわれわれ現生人類に近い先行人類が、当時は陸続きだったアフリカ、ヨーロッパ、アジアの広域にわたって生息していたのだ。しかし、十三万年前から三万年前までのわずか十万年間で世界中に広がってしまうと、最初にアフリカの外へ出た先行人類の子孫はすべて死に絶えてしまったのである。いったい何がおこったのだろう。

納得のゆく説明は三つしかない。

1　最初にアフリカから広がった人類の移民の子孫であるホモ・エレクトゥスやホモ・ネアンデルターレンシスなど、「ホモ」とつくヒト属の亜種は、第二次移民の子孫であるホモ・サピエンスと交配した。そのため現生人類の遺伝子はそれらの祖先すべてからきている。

2　交配はほとんど、あるいはまったく行われず、直接的な接触はなかったが食料資源をめぐる競争で、ホモ・エレクトゥス、ホモ・ネアンデルターレンシスなどのホモの亜種は生き残れず、死に絶えてしまった。

3　現生人類の祖先がホモ・エレクトゥス、ホモ・ネアンデルターレンシスなどの先行人類と戦い彼らを殺した。そのためわれわれ現生人類の直接の祖先は非常に早くたった数千年のあいだに遠くまで広がり、成功をおさめた。

これら三つの仮説のうちどれが正しいか、決めることはできない。しかし、第一の交配説は二つの有力な根拠からまず考えられない。現生人類の遺伝子には十分な多様性がないからである。ミトコンドリアDNA、Y染色体DNA、常染色体DNAいずれにおいても多様性がみられない。アフリカをあとにした最初の先行人類の子孫で、アフリカ以外の地に長い間すんでいる者には当然みられるはずの十分な多様性がない。ネアンデルタール人の骨から分離されたたった二つのミトコンドリアDNA、その厳密な分析によると、現代人とネアンデルタール人のミトコンドリアDNAには非常に大きな違いがある。ネアンデルタール人が現代人の遺伝子に何らかの貢献をしていることはほとんどありえない。現生人類の直接の祖先はホモ・エレクトゥスやネアンデルタール人とはほとんど交配していないのである。

したがって、残る可能性は二つ。はっきりいってしまえば二つのうちのどちらかである。彼らは死んだのだろうか。それとも、われわれ現生人類の祖先が彼らを殺したのだろうか。彼らが単に食料などの資源を調達できなかったために死に絶えたという説は、現代人にとってはよりおだやかな結論といえよう。しかし、個人的にこれは信じがたい。飢餓による絶滅が完全だったとは思えないし、ホモ・エレクトゥスとネアンデルタール人がホモ・サピエンスとうまく共存できないような環境だったとは思えない。人類の神話や歴史には、最も古い旧約聖書やエジプトの物語から二十世紀の血なまぐさい歴史にいたるまで、おどろくほど似た物語がある。人間は少しでも自分たちと違う人々を憎むようにできていて、憎しみはしばしば殺人や集団殺戮《さつりく》へと変わる。そこから私は気のめいるような結論に至った。現生人類の祖先ホモ・サピエンスが直近の縁戚である先行人類を殺し、地上から抹殺したのである。

ホモ・エレクトゥスやネアンデルタール人が抹殺されたのだとすれば、過去とのあいだの断絶はなんと大きいことだろう。それまでの二百万年間の特徴は変化の遅さ、世界的な文化の類似性であったが、その時点を境に文化は急速な発展をとげる。大陸間の文化に類似はみられず、渓谷ひとつ隔てただけで差異が出現する。人間の脳に何かがおきたのだ。より創造的に多様な活動をし、現状に満足することなく、将来のビジョンに基づいて行動をおこす。それを可能にする何かが脳のなかでおきたのである。

このような知的かつ創造的な革命はいつおきたのだろう。厳密な年代はわからない。しかしこの時期に、音楽、宗教、芸術、複雑な技術が現れているのだ。遺骸は注意深く赤土で装飾され、標準化された姿勢で埋葬された。鳥の足の骨からつくられた笛も見つかった。さらに、この時期のおわり、四万年前から三万年前にかけて、マリア・デ・サウトゥオラによって発見されたような、すばらしい洞窟芸術が出現した。さまざまな領域において技術進歩がみられる。石ばかりでなく、木や骨、角、繊維でつくられた新しい工芸品が出現し、技術も幅広い領域において熟練した。道具はもはや一種類の材料からつくられた単純なものではない。石は木や骨と組み合わされ、接着される。複雑で多様な、特定の目的にあわせて専門化した道具が標準となった。人間の精神に、何か目覚しいことがおきたのだ。脳の大きさには関係がない。実際のところ脳は少し小さくなっている。いったい何が精神をこのように変化させたのだろう。

これは調査できない問題ではない。何がおきたのか、かなり正確に推測することができる。手がかりは精神分裂病と呼ばれる不思議な病気と、それに関連した読字障害、分裂気質、双極性障害にある。

二万年前から現在まで

この時期には、圧倒的で広範な文化的変化が二つある。二万年前、現生人類は二十人から多くても二百人ほどの集団で生活していたと思われる。彼らは固定した住居を持たず、さまざまな食料が豊富にある海辺や水に近い場所に住むことが多かった。自然のなかで食料を調達し、植物の種や根茎、果実、葉を利用して暮らしていた。食物は昆虫や地虫、卵、水棲生物などだ。動物を狩り、罠《わな》にかけ、他の動物に殺された死肉を食べることもあっただろう。その後の一万年間、中東の「肥沃な三角地帯」とよばれる地域では、種を集めて植える栽培が始まった。穀物を収穫し再び種をまくために、収穫した最高のものから種を集めるのだ。

五千年前までに狩猟採集生活は急速に衰えた。もっとも、北極圏、アメリカ、アジア、ヨーロッパの極北部、アマゾン、アフリカ、インド洋、太平洋の島々、オーストラリアでは引き続きおこなわれていた。多くの人々が食料の大半を穀物と家畜から得るようになり、狩猟は上流階級の遊びになった。とはいえ、ほとんどの人間は田舎にすみ、町や村に住むものは少数だった。彼らは身近な環境から食料を手に入れた。しかしこの頃までに、大きな都市がナイル川、チグリス、ユーフラテス川、インダス川流域そしてクレタ島のような地中海の島々に出現し始めた。

続く五千年間、都市の人口は徐々に増加し、都市は文化的、軍事的な支配の中心となったが、ほとんどの人々は田舎にとどまっていた。やがて、十八世紀から十九世紀にかけて最後の大変化がはじまる。産業革命である。人々は大挙して都市へと移動し、田舎には人がいなくなり、食生活に大きな変化がおきた。

このように歴史を概観してみても、手がかりを得ることができる。われわれを人間に作り上げた要因はいったい何なのか？　肉体の歴史は精神の歴史と密接にからみあっている。どちらにおいても、精神障害あるいは発達障害と呼ばれる疾患が重要な役割を果たしてきたのである。これが知的探求の旅のすえに私の得た結論である。ここにいたる道のりは複雑きわまるものであった。

4　アダムとイヴはどうやって脳を得たか

一九六〇年頃まで、人類の進化についての研究はかなり沈滞していた。ほんの一握りの研究者が熾烈《しれつ》だが見方によっては滑稽《こっけい》な論争を続けていた。学者の世界ではよくあることだ。

やがて二つの出来事が起きる。ルイス・リーキーとメアリー・リーキーがタンザニアのオルドヴァイ峡谷で注目すべき化石を発見したのだ。彼らはそれを人類の祖先だと宣言した。アメリカ地理学協会もそれを支持し、人類の起源についての興味が増すことになった。専門家以外の熱心な考古学ファンの間にも爆発的なブームがおきる。アメリカのジャーナリストで劇作家でもあるロバート・アードレイもアフリカに魅せられた一人だ。特に南アフリカの古解剖学者レイモンド・ダートの発見にひかれた彼は、ダートの研究と東アフリカにおけるルイス・リーキーの発見について想像力豊かな文を書いた。こうして『アフリカ創世記』（筑摩書房）、『テリトリアル・インペラティブ』（未訳）、『ソーシャル・コントラクト』（未訳）など、人類進化についての一連のベストセラーが生まれた。これらの本は大衆のみならず専門家をも魅了した。アードレイは当然反発もかったが、多くの専門家の想像力を刺激することになった。彼とリーキー夫妻はいまだに決着のつかない論争のきっかけをつくったのである。

進化のメカニズム

進化においては、生き残り、十分な数の子孫を残すものが競争に勝つ。「最も適した」ものが生き残る、「適者生存」である。それは最も頭のよいものでも、最も速く走ることができるものでも、最も狩に長《た》けたものでもない。それらは価値ある特技ではあるが、「適者」とは、最も効率的に繁殖し、最も多く生きた子孫を残すものである。環境が安定している時には種や生態も安定し、繁殖は成功裏につづく。しかし、環境が変化すると、それまで成功していた生体の特性がうまく機能しなくなり、繁殖の成功は難しくなる。やがて個体とそれが属しているグループは絶滅してしまう。

実際のところ、一卵性双生児、三つ子などをのぞいて、全く同じ個体は二つとない。個体のDNA情報は個々にきまっていて、他のものとはどこか違うからである。ヒト、犬、猫、ウサギ、ハムスター、どれを観察しても、行動や体格構造にきわめて大きな個体差があることはあきらかである。このような個体差は過去の突然変異によるものでDNAの差異としてあらわれる。つまり、個体間で体の機能の有効性もちがってくるのだ。やがて、環境の変化が特定の突然変異をもった個体に特に有利にはたらくようになる。するとそれらの個体は生き残り、新たな状況下でもうまく繁殖する。そのような突然変異をもたない個体はあまり成功しない。結局、種の特質そのものが変化することになる。あたらしい環境に適応した個体が優位にたち、それまで優位だった旧式の個体は死に絶えるか、数が減る。

本書のテーマにそった例をみてみよう。何千年ものあいだ、生存条件が特定の初期人類に有利だったとする。場所は食料が一年中豊富な、とうとうと流れる川のほとりとしよう。やがて初期人類にさまざまな突然変異がおきる。食料が豊富な時には身体に多くの脂肪が蓄積されるようになった。変異は子孫につたえられ、すべての子孫が脂肪を蓄積する傾向をもつようになる。

食料が豊富な時は、そのような突然変異には何の益もなく、不都合でさえある。脂肪が蓄積すれば、食料をもとめて狩をする時、動作が鈍くなるからだ。もっとも、それは食料が豊富であるかぎりたいした問題ではない。しかし、条件が変わったらどうだろう。気候が変わり、水量豊かな川は二、三ヶ月ものあいだ干上がってしまう。その間、食料は極端に減る。すると食料が豊富なときに脂肪を蓄積していた人は、やせた人より有利になる。食料が少なくなるにつれ「普通の人」の多くは死ぬが、太った人は欠乏に耐え、生き延びる。そのような出来事が繰り返されるうちに、脂肪を蓄積した変異型の人々が、やせた人といれかわる。「倹約遺伝子の仮説」によれば、このようにして、人間という種は脂肪を蓄積し、糖尿病を発症しやすい体質を発展させてきたというのだ。食料供給が不安定だった過去において、それは生存に有利な利点だった。しかし、一年中食料が余っている現在、そのような過去の生存上の利点は欠点となってしまった。

これは進化の一例である。環境が安定しているとき、個体の機能を変化させる突然変異がおきたとしても、それは利点とも欠点ともいえない。個体にもその種全体にも変化はない。遺伝子レベルの変異はあるとしても、どれも特に有利というわけではない。環境が変化すると、それらの変異のひとつが利点となる。結果として、そのような突然変異の保持者は生き残って繁殖し、変異をもたない個体は衰退し滅び、その系統は死に絶える。この例では変化をもたらす選択圧は環境に由来する。チャールズ・ダーウィンには遺伝子や突然変異についての知識はなかった。そのため彼や現代におけるダーウィン信奉者たちの著作においては、環境からの選択圧のみが強調され、もともと存在する突然変異についてはほとんど述べられていない。選ばれるべき突然変異が存在しなければ、環境因子はまったく無効となる。

進化における変化は、選択されるべき有利な突然変異がなくてはおこり得ない。変化に必要なものは二つある。環境条件の変化と、あらたな環境条件によって選ばれ得る変異型の存在である。前にのべた定期的な飢饉《ききん》の例では、初期人類の変化は環境に由来するものだった。しかし、それだけでは新変異型、新しい種への進化のための十分条件とはいえない。環境因子は、その時点ですでに存在している遺伝子の反応、変異型すなわち突然変異と適合しなければならない。この潜在する突然変異は、それまでの環境のもとでは害も益もないが、環境がかわると急に重要で有益なものとなる。当初はほとんど価値のない突然変異も、はからずも、将来の環境変化にたいする備えとなることがある。

別の考え方もできる。遺伝子変異自体が変化を促進する要因となることもある。北極圏に住むキツネの群れについて考えてみよう。それらは北極圏に棲息してはいるが、ある緯度以北では生存できない。毛皮が適さないからだ。従ってその個体群は極地の豊富な食料資源を利用することはできない。しかし、ある個体に突然変異がおき毛皮が二倍の厚さになったとする。そのキツネとその子孫は以前なら寒すぎて生き延びられなかった地域にまで活動範囲を広げることができ、北極圏地方を占有することもできる。それらは豊富な食料資源のおかげで劇的に数を増やすことだろう。この例では環境は何も変化しない。突然変異が新たな変異型を出現させ、以前は住めなかった地域に住むことを可能にした。このような突然変異は人類進化において、これまで考えられていたよりずっと大きな役割をはたしてきたのである。

どちらの例においても、環境と遺伝子、両方の要因がなくてはならない。まず、環境からの選択圧が必要だ。第一の脂肪蓄積の例においては、現在の環境が変化しなくてはならなかった。第二のキツネの例では近くに占有されていない環境が存在する必要があった。同様に、どちらの場合においても遺伝子の変異による変異型があらかじめ存在しなくてはならない。第一例ではもともとあった突然変異のおかげで環境の変化に適応することができた。第二例では、棲息不可能な環境へ効果的に適応できる変異型の存在が必要であった。

変化には環境と遺伝子の両要因が必要である。環境因子と遺伝子の反応である。ロバート・アードレイの本が出版されてから、人類の進化を解き明かそうという試みは環境因子にのみ注目してきて、遺伝子の反応、その厳密な性質についてほとんど考慮されることはなかった。研究者たちは環境因子をきわめて詳細に描写し、おもむろに「そして奇跡が起きた」というのだ。厳密なメカニズムを特定することなく、遺伝子の反応はどこからともなくいつのまにか存在し、初期の人類はあらたな環境からの挑戦を克服するために適応してきたのだと説明する。本書の論点は、環境からの選択圧と遺伝子の生化学的反応の両方が重要だということである。われわれを人間につくりあげた環境からの挑戦については完全に解明することはできないが、遺伝子の反応については、現実に入手できる証拠を使って適正に評価することができる。われわれはほどなく、現生人類をつくりあげた変化を理解することができるだろう。

環境からの挑戦

人類進化の後期段階については過去四十年にわたり、専門、一般をとわずさまざまな説明がなされてきた。われわれ人類の祖先、直系の祖先というわけではないが、彼らは複数の環境からの挑戦に直面した。その挑戦が何らかのかたちで、必然的に適切な遺伝子の生化学的反応をひきおこした。また、次のような議論も繰り返しおこなわれてきた。人間になりそこねた直近の霊長類とはちがい、初期人類が独特なのは環境からの挑戦が独特であったからというのである。適応はすべてその挑戦に由来し、遺伝子の変異に由来するものは全くない。それは環境からの選択圧の必然的な結果にすぎないというのだ。この見方は根本的にあやまっていると私は考える。遺伝子の変異は環境の挑戦なしでも確実におこるからだ。あらたな環境に適応するために利用できる、遺伝子の潜在的突然変異の存在こそが重要な役割をはたしてきたのである。

現在、専門家の間で広くうけいれられているのは次のような説である。一千万年前から五百万年前にかけて、人類の祖先は現在のゴリラ、オランウータン、ボノボのように森に住んでいた。あるいはチンパンジーのように所々に開けた場所のある森に住んでいた。彼らの脳は比較的小さく、食性はゴリラのように完全な菜食であったか、チンパンジーのように基本的には草食だが虫や地虫、小動物などを時々食べる混合食であった。現代のすべての類人猿を含め、ほとんどの上位草食動物はすべて、長くかさばる消化管をもっている。植物性の食物はかなり消化しにくいからである。初期人類も同様であった。現代の霊長類のように、われわれの祖先も時に直立し、二足歩行をしたが、ほとんど樹上で生活していた。地上にいるときは、現代のチンパンジーのように四本の手足で拳《こぶし》をつきながら歩いていたのだろう。

問題は初期人類がどうやってその状態から現在の姿になったかということである。なぜ直立するようになったのか。消化管の多くを失ったのはなぜか——現生人類の消化管は類人猿よりかなり短い。体毛を失うこととなった理由はなにか。どうやって皮下脂肪を蓄積したのか。どのようにして大きく創造的な脳、象徴的思考や言語、技術や芸術的能力をもった脳を獲得したのだろう。これまでは各々の段階において人類の祖先のみに課された環境からの挑戦が、明記できない神秘的な方法で、進化における独特の反応をひきおこしたと説明されてきた。

標準的なこの議論が正しいとすれば、環境から人類のみに課された「独特の」挑戦のせいで、人類は大きく創造的な脳をもつことになったのだろうか。わずかな例外をのぞいて、このような議論は大きな脳と創造的な脳との違いを考慮していない。後に述べるが、この区別は重要である。環境からの挑戦については、より細かい分類や混合型分類もあるが、私は大きく次のように分けられると思う。この分類の正当性に関しては研究者から激しい反論もでるだろう。

1　サバンナ説（狩猟説、食料資源説、基地説を含む）
2　集団の大きさ（コミュニケーションと個人の帰属や地位なども含む）
3　言語説
4　配偶者選択説

これらの仮説は単独では成立せず、大なり小なり関連しあっている。これらはすべて、直近の霊長類がおかれていた環境とは異なる、初期人類のおかれた「独特の」環境が、「独特の」人間をつくりあげる上での重要な要因であったとみなしている。遺伝子の突然変異は環境からの挑戦の必然的な結果とみなされている。これらの仮説をとなえた学者たちは、人類のみに影響を与えた選択圧を特定しようとして、疲れ果ててしまったようだ。遺伝子の突然変異を厳密に特定しようともせず、彼らは以下のように説明する。「環境からの独特な挑戦は、『独特な』状況を生み出し、やがて奇跡がおきる。脳が環境からの挑戦に反応して大きく創造的になり、その結果『独特な』人類が誕生した」というのだ。同じような理由づけがすべての人間特有の性質についても適用される。では、これら四つの説明をより詳しく検討してみよう。

サバンナと狩猟

われわれ人類がほかの霊長類同様、一匹の類人猿を祖先にもつことはほぼ確実だ。彼らは完全にではないがほとんど菜食であった。定期的に昆虫、地虫などの小生物も食べていたものと思われる。幸運にもほかの動物の無力な子などがみつかるとそれを食べ、時にはリーダーに率いられて組織的な狩猟をおこなった。狩猟を先導し、成功の鍵をにぎるリーダーの雄の重要性は、現代のチンパンジーやヒヒについても詳細に報告されている。クレイグ・スタンフォードはジェイン・グドールとともに、有名なタンザニアのゴンベ保護区で研究をおこなった。彼らはチンパンジーの猿狩りにおいて、雄のリーダーが猿をとらえ、頭蓋骨を割り、脳をたべる様子を描写している。脳はほとんど脂肪でできている。脂肪に対する食欲は現代の狩猟採集社会においても明らかである。

三百万年前から二百万年前にかけて、われわれ人類の食生活は大幅に変化した。これについては考察に値する証拠がある。歯と顎が、草食動物というより典型的な肉食動物あるいは雑食動物のものとなったのである。腸も肉食動物のように短くなった。消化されやすい食物は長い消化管を必要としないからである。なぜそれがわかるのかというと、腸は化石化しないが胸骨は化石化するからだ。草食の霊長類の腸は腹腔の大部分をしめ、胸腔と腹腔はそれをおさめるために底辺がひろがったピラミッド型になる。ルーシーの胸腔はピラミッド型であった。腸が短くなるにつれてピラミッドの底辺は狭くなり、胸腔は筒状となる。トゥルカナ・ボーイの時代までには、消化管は類人猿より現生人類に近いものとなった。トゥルカナ・ボーイの胸腔はルーシーのものより筒状である。また、数多くの考古学遺跡からも手がかりが得られる。エチオピアにある二百五十万年前の遺跡には解体切断された動物の骨が明白な証拠としてのこっている。なかには、脂肪の多い骨髄をとりだすために意図的に砕かれたものもある。ここでも脂肪への渇望はあきらかだ。時には殺された死体の肉も食べたにちがいない。それらの動物のほとんどがわれわれ人類によって食料として殺されたことは証拠からあきらかである。

人類が菜食ではなかった時代を二つ特定することができる。ホモ・エレクトゥスであるトゥルカナ婦人は百六十万年前にビタミンA過剰症を患っていた。これは菜食ではありえないし、陸上の草食動物をたべていたのではおこり得ない。骨に痕跡をのこす過剰症を引き起こすほどのビタミンA

を含んでいるのは、水棲生物の食物連鎖の頂点にいる動物や鳥、陸上の肉食獣の頂点にいる動物、あるいは昆虫や地虫などである。トゥルカナ婦人が主に食べていたのは、陸上肉食獣の頂点にたつ動物の肝臓だったのだろうか。それはありそうもない。彼女は地虫や鳥、爬虫類、哺乳小動物など水棲生物の食物連鎖の頂点にいる生物を食べていたと考えるほうがはるかに現実的である。

二つめの時代は骨の放射線分析により特定でき、それにより、主食が森や草原の植物なのか動物性食品なのかを評価することができる。この分析は簡単ではなく、まとまった量の保存状態のいい骨が必要である。そのような骨が、三十万年前に生息していたと思われるネアンデルタール人から入手できた。結果は決定的であった。ネアンデルタール人は食料の大半を植物以外のものからとっていた肉食動物の頂点にたつ存在だったのである。

狩猟と肉食が人類の祖先とその縁戚に特有の行為であったことはほとんど疑う余地がない。理由は定かではないが、狩猟は開けたサバンナではじまったので、人類はサバンナの種であるという考えがまず出現した。ロバート・アードレイの表現力のある文、人類の化石がみつかった場所の現在の状況、サバンナ生活に有利な直立二足歩行の利点などに発した考えである。しかし私は三つの理由からこのサバンナ説をそのままの形では擁護できない。

第一に、今はサバンナになっているが、遺骸の発掘現場はすべて当時の湖か川の近くである。

第二に、現代のサバンナに住む種とは対照的に、人間は水を浪費する種である。真のサバンナ動物とはちがい、人間は尿をうまく濃縮できないので、老廃物を捨てるために多くの水を消費しなくてはならない。そのうえ、人間の体温冷却システムは多量の発汗に依存している。運動すると一時間あたり二リットルの水を失うのである。限られた量の水しか補給できないとすれば、たとえ四百万年前から二百万年前に水を運ぶ手段があったとしても、われわれの祖先は二十四時間以内に豊富な水場にたどりつける場所でなければ生存できなかったにちがいない。

最後の理由は、試してみればわかることである。サバンナでの狩は現代の車とライフルを使っても容易ではない。われわれ人類が食料供給をそれだけにたよっていたとはとうてい考えられない。動物は方々に散在し、用心深く、何マイル離れていても、近づいてくる人間に気付くからだ。

狩猟はわれわれ人類にとって重要なものとなった。はじめは小動物を獲物としたのだろう。狩場は人間の化石がみつかっている水辺だ。湖畔や川辺にはたいてい大小の獲物がいる。身を隠す場所が多いのでサバンナより近距離で獲物を仕留めることができる。狩猟は人類にとってきわめて重要であったが、その実態は通常考えられているようなものではなかったのである。小さなレイヨウや亀から昆虫、地虫にいたるまで、小生物の方がはるかに重要だった。狩猟はほとんど、開けたサバンナではなく湖や川の辺縁でおこなわれたのである。

狩猟・サバンナ説をわかりやすく説明してみよう。狩猟においては共同や組織化が重要で、そのために複雑な認知力が必要とされる。狩猟を成功させるためには狩を計画し獲物に忍び寄り、仲間とコミュニケーションをとりながら協力して獲物を追う必要があった。複雑な認知機能の必要性が選択圧となったのである。それは脳、筋肉、神経系の機能に突然変異を出現させ、狩猟を成功させた。これらの必要性の結果として脳は大きくなり、より効率的な思考が可能になった。しかし、脳の構造と機能における変化は、厳密にはどのようにしておきたのだろう。それについてはまだはっきりとはわかっていない、とサバンナ説はいう。

狩猟とそれに関連する文化は複雑な活動だ。成功させるには大きくて創造的な脳が必要だったにちがいない。しかし、狩猟をする必要があったために脳が大きく創造的になったのだろうか。もしそうだとすれば、どのようにしてそうなったのか。それとも、大きくて創造的な脳が狩猟に必要な技術の出現をもたらしたのだろうか。狩猟の技術はほとんどの類人猿や初期人類にとって価値のあるものだったはずだ。なぜ、そのうち初期人類の脳だけが大きく創造的になったのか。なぜ他の霊長類にはそれがおきなかったのか。すべての霊長類がほとんど同じ選択圧にさらされていたはずだ。初期人類はどのようにして他の霊長類とは違った反応を示したのだろう。

私は違う見方をする。脳はほとんどが脂肪である。レズリー・エイローらが強調しているように、脳を働かせるには多くのエネルギーがいる。脳の重さは体重の約二パーセントにすぎないが使うエネルギーは二十パーセントである。脳をより効率よく機能するように変えた主要因は何か？　水棲生物、水辺の環境からの豊富な食料供給と脂質代謝における突然変異である。それが狩猟とそれに関連する技術を発展させることになった。そのような食料供給のおかげで脳は大きくなり、腸は短くなったのである。それについてエイローが詳しくのべている。関連する突然変異がおこると選択圧によってそれは洗練され、より効率のよいものになる。やがてそれは人類の発達における最初の大波となった。アウストラロピテクスからホモ・ハビリスへ、そしてホモ・エレクトゥスへの移行である。

人類進化の推進力についての仮説はすべて、ある意味でこの狩猟、サバンナ説のバリエーションである。それらは、大きく効率のよい脳がなくては遂行しえない複雑な活動について述べたあと、「そのような活動を行う必要性が、厳密には定義できないメカニズムによって脳を大きく効率のよいものにした」と結論づける。

基地説

三百万年前から二百万年前にかけて、人類のあるグループが本拠地をさだめ、定期的にそこに戻るようになった。これを裏付ける証拠として、特定の場所が定期的に使われたことを示す骨や遺物の蓄積が発見されたのである。基地をもつ動物は多いのでこれは驚くにはあたらない。重要なことは、この時期の人類の基地は、アナグマやウサギの巣以上の意味をもっていたということだ。そこは価値のある物を保存しておく場所、ある程度の攻撃から身を守ることのできる安全な場所だった。男たちが狩猟や食料探しに遠くまで出かけている間、女性や子供が比較的安全にいられる場所でもある。要するに、それらは現生人類のもつ「家」という概念の始まりなのである。基地を発展させ運営し維持するための複雑な認知機能の必要性が何らかの方法で脳を大きくし、認知機能が効果的に働くようになったというのがこの仮説だ。ここでも、なぜそうなったかという厳密なメカニズムは提示されない。私は、最初に脳の認識力に変異がおこり、その結果、基地戦略を成功裏に遂行することが可能になったと考える。

集団の大きさ

類人猿や猿の群れの大きさは、せいぜい個体数二十から百程度である。それより大きな群れはまれで、群れが大きくなると必ず分裂する。群れの大きさは、個々のメンバーを知り、他のメンバーとの関係を把握する必要性によってきまるという仮説は理にかなっている。社会的集団が大きくなればなるほど、集団を効率よく運営していくためにはより高度な知能をもつ脳が必要となる。もちろんこれは、多くの個体間で複雑な社会的交流が必要な動物についてのみいえることだ。要求される相互交流が単純で限定されている場合は、知能が低くても大集団を維持することができる。蟻や鳥、魚などがその例である。

個体間に複雑で多様な交流があると、集団が大きければ大きいほど、関係を良好に保つことは難しくなる。したがって、集団が大きくなると、機能の亢進した大きな脳が必要になるという説である。これには適当な反論ができない。しかし、本当にそのような必要性が脳を大きくしたのだろうか。もしそうなら、どのようなメカニズムが働いたのか。それとも、大きくなった脳のおかげで認知機能が亢進し、大きな集団を維持できるようになったのだろうか。私には後者に説得力があるように思われる。理由は後で説明しよう。

言語

言語は人類と人類以前の動物との大きな違いであると多くの評論家は強調してきた。かつては道具の製作が人間固有の行為といわれ、二十世紀前半においては、「道具製作者としての人間」という概念が広くうけいれられていた。しかし、チンパンジーなどの霊長類や鳥類の道具製作や使用について知識が深まるにつれて、この概念は次第に崩れてきた。人間の道具ははるかに複雑である。しかし、道具の製作と使用に関しては、人間と動物とのあいだに違いはないと考えられている。

言語についても同様である。言語を人間固有のものと考えるのは不十分な知識に基づいた幻想かもしれない。しかし、道具と同じように、人間の言語がはるかに複雑であることはたしかだ。人間の言語は事実だけでなく意見、概念、象徴をもつたえることができるからだ。水と火の区別は当然だが、普通の水と聖水の区別もできる。言語は今や社会生活を送るうえでの第一手段である。複雑な言語の利便性はあきらかだ。

ここで再び登場する考えがある。言語はあきらかに価値のあるもので、その実行にはより大きく複雑な脳が必要だった。言語の必要性が脳の発達を促進したという説だ。複雑な脳が必要とされ、「奇跡がおきて」複雑な脳が出現した。では、どのような遺伝子的、生化学的メカニズムがそれを可能にしたのか。そのことを理解しようという努力は、これまでほとんどなされなかった。

言語について特に重要なことは、情報の伝達と受領に必要な仕組みと記憶に必要な仕組みを、同時に発達させる必要があるということだ。第一に「発話」できなくてはならない。同時に聞くこともできなくてはならない。さらに、発話の内容を覚えておかなくてはならない。現代の言語理論のほとんどは、そのうちの一部にのみ注目し、三つすべてに注目したものはないように思われる。前にも述べたが、発話について重要な点をあげてみよう。われわれ人類の祖先もほかの動物と同じように、空気を肺に送り込むためだけに呼吸していた。酸素を供給し二酸化炭素を排出するためだ。しかし他の動物とはちがい、人類の祖先は習慣的にこの呼吸システムを、われわれが言語とよぶ一連の音をつくるためにも使った。必要な酸素を満たしながら同時に発話する。これには呼吸をコントロールする高度な脳が必要である。聞くという複雑な知覚過程に必要なのも高度な脳である。言語活動にはこれらすべてが同時に必要となる。しかし、そのための特別な呼吸メカニズムについて説明している言語理論はひとつもない。

配偶者の選択

次世代を生むための繁殖相手に誰を選ぶか。これは二つの要素に依っている。まず、長く生存し、繁殖をつづけられるのは誰かということ、そして誰が異性にとって魅力的か、受精させるために卵あるいは精子を誰に使わせるかということである。第一の過程は自然選択とよばれ、第二は性選択とよばれる。これら二つには明らかに関連がある。

しかし実際には、二つの選択の結果は異なる。最初にそれに気付いたのはチャールズ・ダーウィインで、後の批評家たちもそれに言及している。自然選択は実利的な特質を選択する。性的に成熟して繁殖ができる段階まで個体を生存させておくための選択である。性選択は生存が保証されたときにのみ起こる。現代においても、性成熟後の男女はよくわかっていることだが、性選択はきわめて気まぐれである。直接生存に必要のない特徴をもつ相手を選択することは両性に起こりうる。美しさ、多弁、体力、奇行、そのほかの要因すべてが状況に応じて選択されうる。性選択と肉体的な生存能力のあいだに関連があることもある。だが、選ばれることが実際は、生存競争において不利になると思われる場合もある。鳥や魚の奇妙な尻尾、保護色としてはあまりにもとっぴな色、大きな角や鬣《たてがみ》、それらはすべて無駄なものなのだろうか。

アモッツ・ザハヴィ、アヴィシャグ・ザハヴィ夫妻はこの問題について独創的な見解をしめした。当初それは異端とみなされたが、現在では広く支持されている。ある特質が性選択で選ばれるとしよう。それは生存に「ハンディとなりうるにもかかわらず」選択されるのではなく、「ハンディであるからこそ」選択されるのである。それらは異性に対する合図であり、ほとんどの場合、雄から雌へ送られる。「僕はとても強く、すばらしい繁殖力をもっています。色も形も奇妙な尻尾をもっていますが、生き残ることができます。だから僕を選んでください。僕がここでは最高です」ジョフリー・ミラーは最近このテーマを発展させ、『配偶者さがしゲーム』という本で言語は性的に望ましい特質だから発展したという機知にとんだ説をのべている。しかし、その彼も選択のメカニズムについては言及していない。どのようにして性選択が突然変異をひきおこしたというのだろう。性選択誘因説で人類の人類たる所以の、数多くの遺伝子的特質を説明できるのだろうか。

進化という物語

これまで述べてきた仮説は、多くの派生的なものもふくめ、すべて進化についての「謎解き物語」である。「どうやって人間は脳を獲得したか」というような、キップリング風の「物語」なのだ。進化については研究者たちにより多くの議論がなされてきたが、ほとんど何も明らかにはなっていない。おどろくべきことに、ほとんどの研究者が自分を進化生物学者と称している。しかし、彼らはダーウィンの概念をもとに、控えめな言葉で進化を描写しているにすぎない。

人間特有の脳はどうやって進化したのかという問いに、彼らは皆こう答える。人間が独特なのは、変異をひきおこす選択圧が独特だったからである、と。狩猟、基地、群れの大きさ、言語、求愛のどれが誘因であったとしても、人類独特の選択圧は適切な反応を引き出した。しかし、そのメカニズムが議論されることはほとんどなかったし、あったとしても、詳しくはない。われわれを人間につくりあげた遺伝子の突然変異、その詳細はまだ特定されていないのである。そのため仮説は不安定で立証できない。これらの仮説が無視している重要な概念もある。

1　記述されている選択圧はどれも、人間や類人猿、霊長類に特有のものではない。すべての種が知能の向上の恩恵をいかした活動を営む。アリソン・ジョリーがマダガスカルで行ったキツネザルの研究からもそれは明らかだ。キツネザルが直面する社会的選択圧はおどろくほど人間やチンパンジーと似ている。食料を見つけること、テリトリーの中をまよわず移動すること、最も大きな集団を維持すること、コミュニケーション、捕食者への対処、これらはすべてに共通した選択圧で、先行人類にのみ認められるものはひとつもない。

2 環境因子だけでは、特定の目的に即した進化につながる遺伝子的反応をうみだすことはできない。環境因子にできることは、あらかじめ存在している突然変異、特定の環境に有利な遺伝子的反応を選択することである。有利な潜在的突然変異がなければ環境因子は突然変異をうみだすことはできない。もし環境因子がそのような有利な変異を生み出すことができるなら、すべての種は同じ方向へ進化しうる。

3 人間が独特であるのは環境因子が「独特」だったからではない。むしろそのような選択圧によって選択された遺伝子の突然変異が独特だったからにちがいない。ところが、選択圧に比べ、遺伝子の変異についてはこれまでほとんど考慮されてこなかった。遺伝子の反応については、すでに入手可能な技術によって調べることができるというのに、驚くべきことである。

人類の祖先はどのような環境因子に直面していたのか、それを知ることは不可能だ。知識の源ははるか昔にあり、あまりにも断片的である。容易に歪曲《わいきょく》され、常に別の説明にも影響される。みごとな推測や驚くべき物語を語ることはできる。それらはわれわれの想像力をひきつけ、自分たちの起源を知るという欲求を満足させてくれる。しかしそれが本当かどうかは決してわからない。

それとは対照的に、祖先とわれわれとの違いを生んだ遺伝子の変化は、身近な科学によって十分に確かめることができる。人類に体毛のない皮膚と皮下脂肪を与えた突然変異、われわれを直立させ、消化管を短くした変異、大きく複雑な機能をもつ脳をもたらした遺伝子的変異について知ることができるのだ。やがて真実がわかると確信するのは興ざめかもしれない。しかし、確定した事実に基づく話の意外な展開は、はるかに不思議で魅力的なものだ。すくなくとも私には、単なるつじつまあわせの謎解き物語、人間にのみ作用する環境誘因説より説得力がある。

何が人類以前の動物を人間にしたのか。われわれに大きく創造的な脳、胸などをあたえたものは何か。この問題へのアプローチには二つの方法がある。第一は、現代人の胎児、幼児、子供について研究することである。子供の脳を成長させる要因についてはすでによく知られている。何がわれわれの脳を複雑にするのか、どのような要因が高度な創造性と変化への希求を生みだすのか、皮下脂肪を蓄積させるものは何か、これらについては発生学者や産科医、小児科医、神経発生科学者、生化学者、心理学者、精神医学者が研究をおこなっており、すでに多くの情報がある。しかし、何らかの理由で進化生物学者はそれを知らないのだ。

第二のアプローチはチンパンジーがわれわれの最も近い親戚であるという遺伝子的知識を使うことである。七百万年前から五百万年前にかけ、人類とチンパンジーの共通の祖先がいたことはほぼ確実だ。それ以来、チンパンジーの系統は進化して現代のチンパンジーになり、共通の祖先との違いが生まれた。同様に、人間も進化して共通の祖先とは異なったものとなった。チンパンジーと人間の遺伝子的差異はかなり小さく、今後十年か二十年のうちにかならず特定されるだろう。それらの差異にはチンパンジーの系統に特有のもの、人間の系統に特有のものがある。何が人間の脳を大きくし、皮下脂肪を増大させ、機能させるのか。遺伝子的知識と生物学的知識を統合することにより、われわれは人間をつくりあげた重要な変化について、かなり信頼のおける図式を描き出すことができるはずだ。

以下の章ではそのような変化を特定していく。これは私の知的探求の旅である。はじまりはオックスフォード大学で聞いたルグロス・クラークの講義であり、若い頃のケニアやオロルゲサイリへの旅であった。それは、一九七〇年のある日の午後、ナイロビのシロモにある医学校ではじまったのである。

5　脳、尻、胸

医学生時代、四ヶ月間ケニアで働き、私はケニアに恋をした。医師となってからも、東アフリカでの職をもとめ雑誌の求人欄を定期的に調べていた。ある日、ナイロビにできる新設医学校の教授募集広告が目にとまった。私は応募し、生理学教授の職を得た。人生のうちで最も実り多い時のはじまりである。

一九七〇年、長期休暇中のある午後、アメリカ大使から電話がきた。動物学教授のモハメッド・ハイダーも同じような電話をうけていた。アメリカの有名な動物学者、カリフォルニア大学バークレー校のハワード・バーン教授が講演するので聴衆を集めてくれという。モハメッドと相談し承諾の返事をする。教授も学生もほとんどが休暇中で、われわれが唯一の知識人だったが、とりあえず清掃係や庭師、配達員や事務員たちを講堂に集めた。講演を理解できたのはモハメッドと私だけだったから、当然質問するのも二人だった。ハワード教授は講演の成果に上機嫌で、ごまかしには気づかなかった。彼が真実を知って驚いたのは十年もたってからのことである。

ハワードの専門はプロラクチンだった。プロラクチンはホルモンの一種で、女性の胸を大きくし、母乳分泌を促進する。彼は動物学者として、特に魚のプロラクチンに興味をいだいていた。彼と同僚は、プロラクチンが魚の海水と淡水への適応能力を制御する主要なホルモンであることを発見した。特に、鮭や鰻のように海水と淡水の間を移動する魚の適応調整能力にかかわるホルモンである。ハワードの熱意と発見に触発された私はプロラクチンの研究をはじめ、その後十年ちかくそれにかかわることになった。私の専門は神経内分泌学で、とくに脳とホルモン系を研究していた。プロラクチンは神経ホルモンの一種で、脳下垂体で作られる。男性も女性と同量のプロラクチンを作るが、通常、胸は大きくない。男性のプロラクチンは何のためにあるのか、疑問に思った私は自分自身にプロラクチンを注射して研究をはじめた。その結果、プロラクチンが、特に困難な状況下で腎臓を制御し塩分と水分のバランスを保つ働きをしていることがわかった。鮭の場合と同じである。興味深いことに、プロラクチンを注射していた同僚と私は、男性にもかかわらず一時的に「月経前症候群」を発症したのである！　いらいらと怒りっぽくなり、乳首まで痛くなった。

プロラクチン研究は本書に関連する三つの興味に火をつけることになった。

第一は人間の水分と塩分の調節についてである。先史人類は東アフリカの気候風土のなかで、どのようにして水分と塩分の調節をおこなっていたのか。暑く乾燥した環境にあって、どのようにして生き延びてきたのだろう。これについてはサバンナ動物の暑さへの適応を研究していた獣医のデイヴィッド・ロバートショウから助言をうけた。

第二は分裂病研究とのかかわりである。英国分裂病協会創設者であるグウィネス・ヘミングスに、人間におけるプロラクチンの影響についての研究を依頼されたのである。当時入手できる抗分裂病薬はすべてプロラクチン分泌をうながすものだった。彼女は薬の効果や副作用についての懸念から、より詳しく知りたいと私に研究を依頼してきたのである。

第三が脂肪への興味である。プロラクチンの働きを研究しているうちに、私と同僚はその一部が必須脂肪酸と呼ばれる細胞膜物質から放出されることを発見した。必須脂肪酸はビタミンと同じように食物から摂《と》らなくてはならない。体内では作ることができないからである。私はすでに必須脂肪酸についてはかなりの知識をもっていた。オックスフォード大学モードリン学寮のフェローとして、先輩のヒュー・シンクレアとブライアン・ロイドとともに三年間、医学生に生化学を教えていたからだ。

ヒューは人体における必須脂肪酸についての世界的権威で、その独特な見解で有名だった。必須脂肪酸が心臓、免疫システム、脳にかかわる変性疾患を理解する鍵であるという。モードリンでのフェロー時代、彼は事あるごとに私に必須脂肪酸の医学的重要性を説いた。プロラクチンが遊離必須脂肪酸によって機能していることを発見したとき、私にはかなり予備知識があったのである。

ナイロビでハワード・バーンの講演を聞いた日から、私の研究はプロラクチンから派生したものになった。人間の環境への適応、精神分裂病などの重い精神疾患、そして脂肪についての研究である。この章ではまず脂肪をとりあげよう。

脂肪とチンパンジー

動物園でチンパンジーの群れをみて、大型類人猿と人間の最も重要な違いが脂肪にあると考える人はほとんどいない。われわれの社会では脂肪には否定的なイメージしかない。脂肪は人間の発達には欠かせない重要なものだったかもしれないという考えは、奇妙に思われるだろう。だが、どう思われようと、それは真実である。

チンパンジーを見る子供たちは、肛門や性器を凝視してよく親を当惑させる。たしかに雌雄をとわず、それらは人間よりはるかに目立つ。それは単に衣服をきていないからではない。問題は脂肪にある。

人間の肛門や生殖器は、臀部に脂肪がたくさん蓄積するので大半が隠れている。臀部より少ないが、下腹部と腿にも脂肪の蓄積がみられる。この脂肪がないためにチンパンジーの女性器が、特に発情期において人間より目立つのは事実だ。チンパンジーにおける生殖器の露出は脂肪が少ないためである。

子供はよくチンパンジーは「やせっぽちだ」と言う。それは確かだ。皮膚は垂れ下がり皺《しわ》や襞をつくる。体の線は丸みに欠け、人間とは違う。チンパンジーは皮下脂肪が厚くないのだ。皮下脂肪層のおかげで人間の体はなだらかな曲線をみせる。それは特に胸において顕著である。

一般的に、人間の胸はほとんど母乳分泌用の乳腺組織だと思われているが、それは違う。乳腺はあるが全体にしめる割合は少ない。胸の形をつくっているのは脂肪なのだ。乳腺組織の量の変動は脂肪組織の量の変動よりはるかに少ない。これは、小さな胸の女性でも、たいていは、胸の大きい女性と同様に母乳の出がよいことからもわかる。胸が小さいために母乳育児ができないという女性たちの心配はたいていは杞憂《きゆう》である。

それとは対照的に、チンパンジーの胸はほとんどが乳腺である。妊娠時や授乳期以外、胸の皮膚はその下にある休眠中の乳腺をおおうようにたれさがっている。乳腺は妊娠、授乳期には大きくなるが、人間の胸のように丸みをおびた形にはならない。

脂肪が重要な役割を果たす驚異の器官が脳である。脳は何からできているのかと聞かれて、ほとんど水であると答えられる者も少しはいるだろう。たしかにそれは正しい。しかし、水以外の成分で最も重いものをあげろと言われて、脂肪と答えられる人はほとんどいないだろう。脂肪なのである。脳の水以外の成分、その六十パーセントが脂肪である。人間の脳は脂肪でみちている。それが人とチンパンジーの違いである。

脂肪はいかにして組織に取り込まれるか?

人間とチンパンジーは違う。これは単純な観察からもあきらかだ。皮下脂肪、特に尻と胸と脳における脂肪の蓄積のしかたが違うのである。脂肪はどのようにしてそこにたどり着くのだろう? すでにわかっている知識を総合すると、人間とチンパンジーの遺伝子的差異がいくつかあきらかになる。

脂肪の出所は二つある。多くは体内で作られる。ほとんどが脂肪以外の物質、タンパク質や炭水化物から肝臓でつくられる。食物から直接摂取されるものもある。ビタミンと同じように体内では作ることができず食物から摂取しなくてはならない、必須脂肪酸という特別な脂肪もある。必須脂肪酸は脳にとって特に重要なもので、脳の乾燥重量の二十パーセントを占める。

皮下組織と脳の脂肪は血液によって供給される。これらの器官は脂肪を蓄積するために血液から脂質をとり込まなくてはならない。

血液中の脂質の運搬は大きく分けて二通りの方法で行われる。言うまでもなく、水と油は混じらない。化学的には脂質と油脂は同じカテゴリーに属し、脂質は血液の水分には溶けないので、何かによって運搬されねばならない。

最初の輸送手段はタンパク質の一種、アルブミンと結合することである。アルブミンは最も重要な血漿《けっしょう》タンパク質で容易に血液に溶ける。血漿は淡黄色の液体で血液の成分であり、その中に赤血球と白血球が浮かんでいる。アルブミンは脂肪酸と結合することができ、脂肪酸はアルブミンと結合することによって、ヒッチハイクするように血液中を運ばれていくのである。

もうひとつの輸送手段は、アポリポタンパク質というタンパク質の一種に依存する方法である。アポリポタンパク質が血液中の脂質の粒子を運ぶのだ。この場合、脂質の粒子は脂肪酸という形ではなく、より複雑なトリグリセリド、コレステロールエステル、あるいはリン脂質とよばれるものである。アポリポタンパク質はこれらの脂質とむすびつき、血液に浮かんで流れる脂質の球体、リポタンパク粒子というタンパク質を作る。

このように、血液中の脂質のほとんどがアルブミンかリポタンパク質の形で運ばれる。皮下組織と脳はこの脂質をつかまえなくてはならないのだ。このプロセスを知るために、脂肪の生化学について少し知っておく必要があるだろう。

脂肪の化学的性質

体内の脂肪は単純な分子がくみあわさった、比較的複雑な形で存在する。最も重要なものをいくつかあげてみよう。

1 **グリセロール** 通称グリセリン。ねばねばした甘い液体で、いまだに耳垢《みみあか》をとかすために使われることもある。グリセロールの分子はそれぞれ三つの炭素原子Ｓｎ１、Ｓｎ２、Ｓｎ３の鎖でできている。三つの炭素原子それぞれに水酸基がついている。

2 **脂肪酸** 脂肪酸は、炭素原子が連なった鎖のようなものからできている。各々の炭素原子は四箇所の結合点を持っており、それによって別の炭素原子などとの結合を形成する。通常の脂肪酸では、ほとんどの炭素原子は両隣の炭素原子と一箇所の結合点で結合している（単結合という）。炭素原子間では、二箇所の結合点を介して結合している場合がある（二重結合という）。それ以外の結合点では、ただ一箇所を除きすべて水素原子と結合している。そのただ一箇所には、弱酸性の性質を持つカルボキシル基が結合しており、そのことから「脂肪酸」と命名されたのである。したがって脂肪酸は、酸性の部分が末端についていて、あとは可能なかぎり水素原子と結合している炭素原子の鎖とみなすことができる。鎖を構成する炭素原子の数、二重結合の数や位置に依存して、性質の異なる多種多様な脂肪酸が存在している。二重結合をもたない脂肪酸は飽和脂肪酸と呼ばれ、二つ以上の二重結合をもつものは多価不飽和脂肪酸とよばれる。四つ以上の二重結合をもつ多価不飽和脂肪酸は高度不飽和脂肪酸とよばれる。これらの脂肪酸は異なった化学的性質をもち、特別の機能をはたしている。後にのべるが、これらの脂肪酸が人間の進化において重要な役割をはたした可能性がある。脳には脂肪が必要である。特に二種類の高度不飽和脂肪酸が重要である。それらはきわめて特殊な機能をもち、菜食より動物性食品からのほうが得やすく、骨髄と脳に特に豊富に存在する。骨髄の脂肪を得るために狩りをし、骨を砕くこと。この二つが人間の進化にとって重要だった理由はそこにある。

3 **コレステロール**　コレステロールと心臓病についての一般的な記事を読むと、コレステロールは悪玉分子だと思うだろう。しかし実際は、生命全般、特に脳機能には欠かせないものだ。それが害となるのは、大動脈の血管壁など不適切な場所に過度に蓄積されてしまった場合であり、通常、脳の発達には必須である。コレステロールには体内でつくられるものと食物から摂取されるものとがある。ここで再び登場するのが動物性食品である。成長期にある脳にとっては重要なものだ。コレステロールを含むミルクが幼児の食事に欠かせないのはそのためである。

4 **リン**　リンはきわめて反応しやすい物質である。激しく燃焼し、一般的には焼夷弾《しょういだん》や手榴弾《しゅりゅうだん》の成分としてよく知られている。リン脂質にとって必須の成分である。コレステロールと同様に、適所にあるリンは生命には欠かせないものである。

5 **コリン、エタノールアミン、セリン、イノシトール**　これらはいずれもきわめて水に溶けやすい分子で、リン脂質のなかでリン原子と結合した形で存在する。後に詳しく述べるが、これらはすべて脳内で重要な役割をはたしている。

複合脂質

先にのべた種々の脂質は、通常単独で体内に存在することはない。ほとんどがさまざまなかたちで結びつき、複合脂質をつくる。複合脂質の性質はその化学的組成によってきわめて多様である。ろうそくの脂質のように固体のものやかなりねばねばした液状のもの、軽油のようにさらさらした液体、脂質には溶けるが、いかなる条件下でも水にはとけないもの、脂質にも水にもある程度溶けるもの、リン脂質のように、一部は容易に脂質にとけ、もう一部は水溶性というものもある。そのような分子は脂質と水が隣り合った場所、あるいは体内で水性の二区画を隔てる必要のある場所に存在する。

主な複合脂質は以下である。

1　**コレステロールエステル**　コレステロール分子一個が脂肪酸の分子一個とエステル結合している。細胞膜に存在し、血液によって運ばれる。性質は大部分脂肪酸に依る。

2　**トリグリセリド**　ほとんどの若い男性はそれと気づかずに情熱的にトリグリセリドにあこがれる。トリグリセリドトリグリセリドは女性のバストとヒップに特有の形状を与える。脂肪は皮下、腹部など体内で主にトリグリセリドとして蓄積されるので、からだの長所と短所をあらわしている。適所に適量がある場合はすばらしく、蓄積しすぎると幻滅する醜さを呈する。

トリグリセリドの構造は単純である。グリセロールの骨格に三つの脂肪酸がエステル結合している。トリグリセリドは脂肪酸のために水にとけないので血液中のアポリポタンパク質と結合してリポタンパク粒子となって運搬されねばならない。トリグリセリドは固体から液体まで様々な形をとりうる。飽和脂肪酸と結合しているトリグリセリドはバターのように固体になる傾向があり、不飽和脂肪酸を含むものは液状で、それらが皮下脂肪、バスト、ヒップにおいて適度に混合されるときわめて魅力的な質感を生む。不適切な場所への過度の蓄積はセルライト形成を助長する。

3

リン脂質　複合脂質のなかでも、もっとも複雑で、生命にとってきわめて重要なものである。体内の細胞内小器官の隔壁として存在する。身体は細胞からなりたっており、細胞内の空間は細胞外と隔たっていなければならない。細胞膜のリン脂質がこの機能を果たす。細胞のなかには多くの細胞内小器官がある。細胞内小器官はさまざまな目的で使われる。エネルギーを作るため、タンパク質を作るため、物質を分泌するため、老廃物を分解するため、他の細胞との情報交換に必要な化学物質を保持するために使われるのである。これらの細胞内小器官はすべてリン脂質によって細胞の他の部分と隔てられている。特に脳の神経細胞はそれぞれ何百、何千、何百万という樹状突起と軸索をもっていて、脳のある部分から他へメッセージを伝える。樹状突起と軸索はリン脂質でできていて、コミュニケーションのための化学伝達物質を含有する小胞をもっている。脳の接続の豊富さ、つまり知性、創造性はリン脂質に依存している。近年、ネズミの遺伝子組替えによりこれが立証された。それについては後でふれる。リン脂質のたった一つの変異で、人間においても知能指数を五十上昇させることが可能になるかもしれない。

リン脂質の基本構造はトリグリセリドとほぼ同じ、グリセロール骨格の一位、二位にそれぞれ脂肪酸が結合している。違いは三位にあり、脂肪酸のかわりにリン原子が結合している。リンの反対側にはヘッドグループと呼ばれる、コリン、イノシトール、セリン、エタノールアミンのどれか一つの極性基が結合している。

このように、リン脂質は二面性をもつ分子である。一方の端には二つの脂肪酸があり、油を好み水を嫌う親油性（疎水性）である。他方の端ではコリン、イノシトール、セリン、エタノールアミンのどれかがリン原子についていて水を好み、油を嫌う親水性である。ちょうどドレッシングをつくるためにオリーブオイルと酢を混ぜるときのような水と油の層があるとする。その混合液にリン脂質分子が加えられると、親油性の脂肪酸側鎖は油に、親水性のグループは水にくっつく。リン脂質分子が水に入ると親水性のグループ、コリン、セリン、イノシトール、エタノールアミンなどは喜ぶが、親油性の部分は他のリン脂質分子の親油性の部分につくしかない。リン脂質分子は自動的に層を形成する。親油性の脂肪酸側鎖の層をはさむように、親水性の二層が水に面している状態である。平面二層状のリン脂質構造は不安定で、通常、様々な大きさの球になる。水が内側と外側にあり、間にリン脂質の二重層がある球体である。これが細胞と細胞内小器官の基礎構造である。どちらもリン脂質の二重層でできていて、脂肪酸側鎖の層が親水性のグループにはさまれている。

血液から脂肪酸を組織にとりこむ

脳はほとんどリン脂質でできている。皮下脂肪はほとんどトリグリセリドである。どちらも脂肪酸が豊富である。トリグリセリドは重量の約九十パーセント、リン脂質は六十から七十パーセントが脂肪酸である。脳、胸、尻が大きくなるには、脂肪酸を効果的に蓄積することが重要だ。脳に必要なのは、脂肪酸のなかでも不飽和脂肪酸である。

チンパンジーはほとんど皮下のトリグリセリドをもたず、脳はわれわれ人間よりずっと小さい。われわれとチンパンジーとの遺伝子レベルの違いを解明する鍵は脂肪酸を組織に取り込むメカニズムにある。初期人類の脳容量が増大するためには、効果的に脂肪を脳にとりいれる生化学的メカニズムと食生活が必要だったにちがいない。

血液中の脂肪酸を組織に移動する役割を果たすと思われる成分は六つしかない。それぞれがタンパク質の一種である。人間とチンパンジーとでは、脳と皮下への脂肪の蓄積に関与するそれらのタンパク質に差があるはずだ。

1 **アルブミン** 血液中にある水溶性タンパク質で、遊離脂肪酸と結合してそれを運搬する。

2 **アポリポタンパク質** これらは脂質の運搬において重要な血漿タンパク質の一種で、主にトリグリセリドと少量のコレステロールエステル、リン脂質を含む複雑な脂質粒子と血液中で結合する。

3　**リポプロテインリパーゼ（LPL）**　血管壁にある酵素である。リポタンパク質の浮遊につれ、この酵素がそれらに作用して脂肪酸を切り離す。すると脂肪酸は組織にとりこまれる。リポプロテインリパーゼがないと、リポタンパク質は拒否されつづける求婚者のように永遠に浮遊しつづけ、脂肪酸を切り離して組織に供給することができない。

4　**脂肪酸運搬タンパク質（FATP）**　脂肪酸はすべての細胞膜を比較的容易に通り抜けるが、助けがあればより速く動くことも可能である。脂肪酸運搬タンパク質は脂肪酸を細胞膜の外側から内側へ運びこみ、脂肪酸の組織への蓄積を加速する。

5　**脂肪酸結合タンパク質（FABP）**　細胞内にあり、脂肪酸を効率良く外から細胞内にとりこみ、組織への脂肪酸の蓄積を加速する。

6　**アシル化刺激タンパク質（ASP）**　細胞内にあるタンパク質で、トリグリセリドやリン脂質といったより複雑な脂質への脂肪酸のとりこみを刺激する。

脂肪酸を血液から脳、胸、皮下組織にとりこみ、次にそれを複合脂質に組み込むには以上六群のタンパク質が統一のとれた働きをする必要がある。各群のタンパク質は少しずつ違っているが、人間においては六群すべてが良好に機能している。そうでなければ大きな脳とやっかいな皮下脂肪をもつことはなかったであろう。チンパンジーでは一種あるいはそれ以上のタンパク質が人間とは違う働きをしているにちがいない。その結果、チンパンジーやその他の霊長類では、脂肪酸が脳や皮下脂肪組織にあまり効率よく運ばれず、それらの組織の成長も劣る。興味深いことには、脳と胸の成長には同じタンパク質、あるいは密接なつながりのある二種のタンパク質が関わってきた可能性がある。脳と胸は結局のところ大して違わないのかもしれない。

成長する脳

春になるとはじまる鳥の歌はおなじみのものだ。昼が長くなるにつれ、冬のあいだ歌わなかった鳥はおずおずとさえずり始める。数週間のうちに、さえずりは歌となり、鳥にもよるが、二ヶ月から五ヶ月のあいだ歌いつづける。やがて季節が移り、昼が短くなると、さえずりをやめる。

これは脳とどのような関係があるのだろうか。実は深いかかわりがあるのだ。春になると雄の鳥には何がおきるのか。まず、脳内にある歌をつかさどる部位の神経細胞が成長し分裂をはじめる。脳の特定の部位が大きくなり、より複雑になる。歌の季節の終わりにさえずりが徐々にやむときには、逆の現象がおこる。一部の神経細胞は死に、そのほかのものも萎縮して神経の先端の複雑さを失う。翌春、すべてのサイクルが再び始まる。

なぜこのプロセスを詳しく研究する必要があるのだろう。発見の喜びももちろんあるが、現実的な理由がある。損傷をうけた脳の修復の可能性とその方法を知るためである。定温動物の神経細胞は通常、身体のほかの部位とは違い、成長も分裂もしないので、損傷後の修復は不可能だ。脊髄損傷や脳卒中が破壊的なのはこのためである。現生人類の中枢神経系には限られた修復能力しかない。歌う鳥の脳は、成熟した定温動物の脳細胞が成長して分裂し、予測可能な生理学的コントロールのもとに死ぬという唯一の例なのである。これがどのようにしておきるのか解明できれば、脳損傷の赤ん坊や子供、大人を助けることができるかもしれない。脊髄損傷者が再び歩けるようになり、脳卒中で破壊された脳の機能が回復するかもしれないのだ。

すでに進歩は始まっている。ニューヨークにあるロックフェラー大学の研究者たちは歌をコントロールする鳥の脳内メカニズムをあきらかにしようとしている。このメカニズムの重要な要素の一つが脳内の脂肪酸結合タンパク質の変異だと思われる。脳の関連部位が春に成長し始めると同時に脂肪酸結合タンパク質の多くが、脳のその部位でつくられる。脂肪酸結合タンパク質は脂肪酸を組織にすいあげ神経細胞を成長分裂させる。歌の季節がおわると脂肪酸結合タンパク質のレベルは落ち、脂肪酸の神経細胞への供給が低下して萎縮がおきる。これは脂肪酸結合タンパク質が人間の脳の大きさにかかわる重要な要素だというかなり直接的な証拠である。

飢えを生き延びる

西欧社会では多くの人々が太りすぎで、今もますます太り続けている。四六時中肥満に対する警告が発せられ、身体にたいする監視も始まっている。太ることが喫煙同様受け入れがたいものとみなされるのも時間の問題だ。人類生存のための最も重要な遺伝子だというのに、なんと不運な結末だろう。

肥満とはなにか。カロリーを必要以上に摂取すると脂肪が蓄積するという人間特有の能力である。

これには多くの要因がかかわっているが、特に重要なものが少なくとも二つある。第一が皮下脂肪である。人間は皮下脂肪組織というきわめて効率のよい貯蔵装置をもっている。第二が食欲である。われわれは多くの動物とはちがい、食欲のスイッチを切ることがないようだ。今日の西欧社会では短期間の活動に必要な量を超えて食べている。

ほとんどの食物を脂肪に変えてしまう能力や脂肪を皮下に貯蔵する能力のおかげで、進化における競争で、人類は他の類人猿を引き離すことができた。大地に依存する生活様式では、季節によって極端な食料不足がおきる。多くの野生動物は飢え死にし、類人猿も同じ運命をたどったに違いない。

生存という観点からみれば、脂肪を蓄積する能力にはたいへんな価値がある。人間は一日に千五百から二千五百キロカロリーを消費する。これは座っている時間が長い場合で、激しい運動をすると消費量は増える。一キロの脂肪は九千キロカロリー前後を供給する。これで四日から六日間楽に生存できる。十キロで四十日から六十日間何も食べずに生き延びられる。自然界における季節的な食料不足を克服するには十分な期間だ。他の類人猿の系統とくらべると、脂肪の蓄積は猿人や原人の生存にとって重要な要因の一つであった。太った人は食料不足の難局をなんとか生き抜き、やせた人間は死んだ。

これはジェイムズ・ニールが考えた「倹約遺伝子の仮説」で、多くの支持を得ている。

脂肪酸結合タンパク質、脂肪酸運搬タンパク質、アルブミン、アポリポタンパク質、リポプロテインリパーゼ、アシル化刺激タンパク質は脂肪組織に迅速に脂肪を蓄積するために重要なはたらきをする。脂肪組織とは皮下、腹部などにある脂肪蓄積専門の組織である。太った身体と大きな脳。

それらを作り出すには同じような要因があったのだろう。精神はわれわれが考えている以上に身体イメージと密接にむすびついている。

「何々のヴィーナス」と呼ばれる石器時代の太った石像は、皮下脂肪と飢餓を生き延びる能力を祝したものであろう。こういった石像については多くの解釈がある。小立像は宗教的なものかもしれないし、豊穣をねがうトーテムなのかもしれない。非実用的な芸術の初期形態かもしれない。われわれ現生人類と直前の祖先である先行人類の大きな違いを表現したものなのかもしれない。太ることは生存能力であった。脂肪酸を血液から切り離す能力は進化の成功に必須のものだったにちがいない。

脳に必要な脂肪酸の種類

前に述べたようにリン脂質の二位には多価不飽和脂肪酸がくる傾向がある。それらも、もとは通常の必須脂肪酸である。必須脂肪酸は一九三〇年頃、栄養学者のジョージ・バー、ミルドレッド・バー夫妻によって発見された。ビタミンと同様に体内ではつくることができないので、食物から摂取しなくてはならない。現在、体内のリン脂質細胞膜の正常な構造には必須脂肪酸が必要であることがわかっている。必須脂肪酸なしではリン脂質は液状にならず、生体膜形成のための十分な可塑性をもつことができない。また、次章でのべるが、情報伝達や機能制御を行うこともできない。人体のいかなる器官もリン脂質細胞膜の必須脂肪酸なくしては機能しえないのである。

必須脂肪酸には二つのタイプがあり、どちらも重要である。一つはオメガ3である。オメガ6グループのもととなる前駆体はリノール酸（LA）で、オメガ6でもう一つはオメガ3グループの前駆体はαリノレン酸（ALA）である。

リノール酸とαリノレン酸について理解しておかねばならない最も重要なことは、脳に関するかぎり、それ自体はほとんど重要性を持たないということである。それらはビタミン前駆物質として体内でより重要な他の物質に変換されねばならない。変換されたものは「必須脂肪酸誘導体」とよばれる。本書ではわかりやすいようにすべてを必須脂肪酸とよぶことにする。

リノール酸はまずγリノレン酸に変換される。次にジホモγリノレン酸（DGLA）に変換され、さらにアラキドン酸（AA）に変換される。アラキドン酸はさらにほかの化合物に変わる。脳にとってきわめて重要なのがアラキドン酸である。アラキドン酸は脳の乾燥物質の約八パーセントをしめ、すべてリン脂質の二位にある。従ってアラキドン酸は脳の構造ばかりでなく、次章でみるように、脳の機能においても重要なはたらきをする。

オメガ3必須脂肪酸についても同じことが言える。αリノレン酸からオメガ3必須脂肪酸がつくられるということ以外、αリノレン酸自体はあまり重要ではない。オメガ3必須脂肪酸のうちの二つが脳にとって特に重要である。アラキドン酸同様、ドコサヘキサエン酸（DHA）は脳の重量の八パーセント前後をしめ、正常な脳の構造には欠かせない。しかし、脳の機能においてはアラキドン酸ほど重要ではないように思われる。他方、エイコサペンタエン酸（EPA）はドコサヘキサエン酸より量がはるかに少ないが、脳機能に関して重要な役割をはたしている。アラキドン酸同様に、エイコサペンタエン酸は、脳細胞の情報伝達制御において重要な役割をはたす種々の分子に変換され得る。まるで、オメガ6の経路においては、構造的役割と機能的役割がひとつの脂肪酸アラキドン酸に統合されているようだ。しかし、オメガ3の経路においては、構造的役割はドコサヘキサエン酸に、機能的役割はエイコサペンタエン酸に集中している。

リノール酸とαリノレン酸は野菜や木の実ばかりでなく肉、骨髄、卵、昆虫、地虫などの小生物にも含まれている。理論的には十分なリノール酸とαリノレン酸を摂取すれば、十分な量のアラキドン酸、エイコサペンタエン酸、ドコサヘキサエン酸を体内でつくりだすことができる。

しかしある理由から、人間においてはリノール酸からアラキドン酸へ、αリノレン酸からエイコサペンタエン酸、ドコサヘキサエン酸への生合成の速度が遅いのである。したがって常に十分なアラキドン酸、エイコサペンタエン酸、ドコサヘキサエン酸をこのルートで摂取することができるとはかぎらない。飽和脂肪酸を多く含む食事をとっている場合はとくにそうである。アラキドン酸、ドコサヘキサエン酸、エイコサペンタエン酸の生合成反応の速度を遅くするからである。飽和脂肪酸は、ドコサヘキサエン酸、エイコサペンタエン酸、アラキドン酸と競合して先にリン脂質に組み込まれてしまう。典型的な西欧型の食事は、飽和脂肪酸が多いため、アラキドン酸、エイコサペンタエン酸、ドコサヘキサエン酸の生合成に不都合が生じ、これら重要な必須脂肪酸が脳のリン脂質へ適切にとりこまれなくなってしまう。

従って、人間の脳機能にはアラキドン酸、エイコサペンタエン酸、ドコサヘキサエン酸の直接供給が必要なのである。これを裏付ける強力な事例がある。アラキドン酸、エイコサペンタエン酸、ドコサヘキサエン酸をリノール酸やαリノレン酸から摂取する必要性を無視するような事例である。次章でみるように、この考えの有力な証拠は、動物のミルクのほとんどがリノール酸とαリノレン酸しか含んでいないのに対し、人間の母乳にはアラキドン酸、エイコサペンタエン酸、ドコサヘキサエン酸が含まれているということである。人間の赤ん坊の脳は、必要なアラキドン酸、エイコサペンタエン酸、ドコサヘキサエン酸を直接とりいれることができるのである。これらの三つの必須脂肪酸が正常な脳の成長に重要だということも納得できよう。

これらの必須脂肪酸は進化の過程で、人間の脳を類人猿の大きさから人間レベルまで増大させるためにも必要だったのであろう。そのためには、初期人類は肉、骨髄、昆虫、地虫、卵などもふくめ、動物性の食材をみつけて食べ、消化する能力を身につけたにちがいない。アラキドン酸、エイコサペンタエン酸、ドコサヘキサエン酸の多くは水中に棲息する肉微小藻類に由来する。脳に必要な必須脂肪酸は水棲生物の食物連鎖においてとくに豊富である。人間は水を好む。初期人類も大いに水を好んだであろう。脳を大きくするアラキドン酸、エイコサペンタエン酸、ドコサヘキサエン酸を摂取するため、水棲生物をたべる必要があったのである。

6　無限の神秘

皮下脂肪組織の脂肪酸はほとんどトリグリセリドの形で存在する。一方、脳内の脂肪酸はリン脂質の形で存在する。トリグリセリドは柔らかくてぽちゃぽちゃした、定まった形のない組織を形成する。ひねりや変形による損傷をうけない。それとは対照的に、リン脂質の構造は精密で秩序だっており、わずかな外傷によっても破壊される。この精密な構造ゆえにリン脂質は、驚くべき思考マシーンである脳にとって理想的なものとなる。ここではあえてコンピュータという言葉はつかわない。コンピュータのように機能する器官という解釈は脳にふさわしくないからだ。

たしかに、脳とコンピュータなどの電子装置には共通点がある。電気に依存しているからだ。電気は決められた伝導路にそって漏電を最小限におさえて運ばれねばならない。電子装置の伝導路はワイヤーかシリコンに掘られた溝である。電気は決められた伝導路を流れる。不適切に漏れださないように、プラスティックなどの絶縁体でワイヤーの中に絶縁されている。あるいはチップに掘られた溝のあいだの非伝導空間によって絶縁されている。

脳にも電気の流れる伝導路がある。それらは神経細胞あるいはニューロンとよばれている。各々

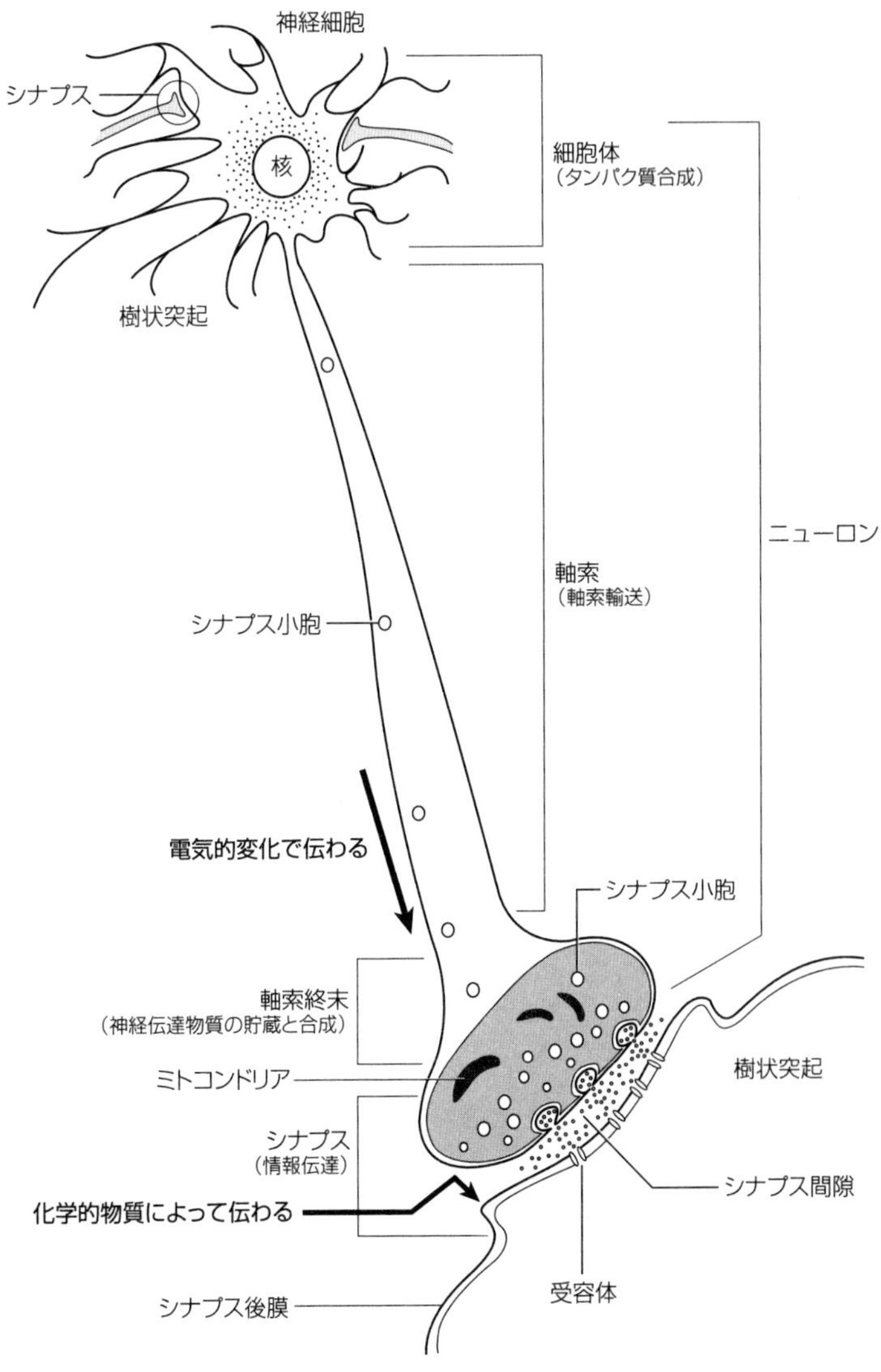

神経細胞
シナプス
核
細胞体
（タンパク質合成）
樹状突起
ニューロン
軸索
（軸索輸送）
シナプス小胞
電気的変化で伝わる
シナプス小胞
軸索終末
（神経伝達物質の貯蔵と合成）
ミトコンドリア
樹状突起
シナプス
（情報伝達）
シナプス間隙
化学的物質によって伝わる
受容体
シナプス後膜

てのすべての神経細胞は細胞体で構成されており、細胞体は核とその他の物質でなりたっている。これはすべての細胞で同じである。しかし、ニューロンにおいては細胞体から数多くの突起がのびている。小さなものは樹状突起とよばれ、情報の取り込みにかかわる。長いほうは脳の他の部分への情報の送り出しにかかわるもので、軸索とよばれる。その複雑さは想像を絶する。脳内には約一千億個のニューロンがあり、各々が軸索と樹状突起を通じ接続しあっている。単に交信数だけを考えても、脳はどんなコンピュータよりも多い。それらの交信の性質ゆえに、脳の働きは質的にも量的にもきわだっている。いかなるコンピュータより多くの交信を行ない、その性質もコンピュータとは違う。

このような違いにもかかわらず、脳とコンピュータには基本的な共通点もある。電気を通す伝導路と効果的な絶縁が必要なのである。特別に要求されたとき以外は伝導路間の交信をとめるためである。ここでリン脂質が登場する。リン脂質はほぼ完璧な絶縁体となり得る。決して簡単には開かず、電気インパルスと特定の化学物質のみを通す。神経細胞の細い突起部では、リン脂質という絶縁体のチューブが、電気を通す液体の溶解物質の柱をおおっている。多発性硬化症においてはこの絶縁の喪失が問題の一つである。隣り合った神経細胞間で不適切な交信がおき、脳の一部が機能不全をおこすのである。

第五章で述べたように、リン脂質分子は二つの顔を持つヤヌス神のように、二面性がある。一面は水を好み、容易に水にとける親水性である。もう一面は水を嫌い、脂質を好み、疎水性または親油性と表現される。この二面性がリン脂質の特徴である。リン脂質が水中に入ると、親油性の面は集まって二層構造を形成する。親油性の二層がお互いに内向きに向きあい、親水性の層がそれぞれ外側にむいた構造である。この単純な現象が身体のすべての細胞膜をつくりあげている基礎である。

脂質は容易に電気を通さないが、水は電気を通す。従ってリン脂質の二重層はすばらしい絶縁層なのである。二重層は球状あるいは柱状になる。それぞれ外は水、中が脂質、さらにその内側が水という構造である。間の脂質が多細胞動物の生命の基礎である。リン脂質の二重層が細胞とまわりの液体とを隔て、さらに核とそれ以外の部分をへだてている。さらに細胞内小器官もそれぞれリン脂質の二重層で隔てられている。それに加え、リン脂質は基本構造を形成し、そのなかに細胞の機能をうまく働かせるために必要なすべてのタンパク質がはめこまれているのである。わずかな例外をのぞいて、タンパク質は細胞内のスープのなかをパチャパチャとはねまわっているわけではない。きわめて秩序ただしく細胞膜についている。そのおかげで、タンパク質は独自の機能をはたすことができ、核や細胞の外からの信号に応答することができるのである。

すべての細胞は複雑なリン脂質膜の構造をもち、その複雑さは神経系で驚異的なレベルに達する。神経細胞以外のほとんどの細胞は球か柱状で、表面にフリルやぎざぎざがついている。核をもつ細胞は球かピラミッド型あるいは立方体構造だが、神経においては驚くべきことに、そこから突起がでているのである。

これらの突起はすべて基本的には柱状のリン脂質でできている。その構造体のなかにさまざまなタンパク質がはめ込まれている。すでにみてきたように、情報を受け取る短い突起は非常に数が多く、樹状突起とよばれる。長いほうは軸索とよばれ、一つの細胞から一本から数本がのびて外へ情報をつたえる。短いものは一、二ミリだが、長いものは一メートル以上ある。一本の軸索は通常、目的地に達するときにはじめて多くの細い枝（終末）にわかれるが、ときどき、途中で何回も枝分かれすることもある。細い終末は、脳のなかではほかのニューロンの樹状突起と接続し、脳の外では筋肉あるいはさまざまな腺と接続する。
初めて目にするものにとって、この複雑な構造はおどろくべきものである。これを最初に描写したのはスペインの組織学者ラモン・イ・カハルである。われわれは脳の構造を彼の目を通してみているのだ。彼はイタリアの組織学者カミーロ・ゴルジの協力をえて、銀を使って、他の細胞には触れずに一つの神経細胞の分枝を見分ける方法を開発した。これによりわれわれは初めて、脳の限りない複雑さを実感することができたのである。一千億の交信単位をもつ脳。左の図は、人間の脳細胞を描いたカハルの美しいデッサンである。

神経細胞が機能するのはリン脂質が通常、水や電気を外に通さないからだ。電気、水、水溶性物

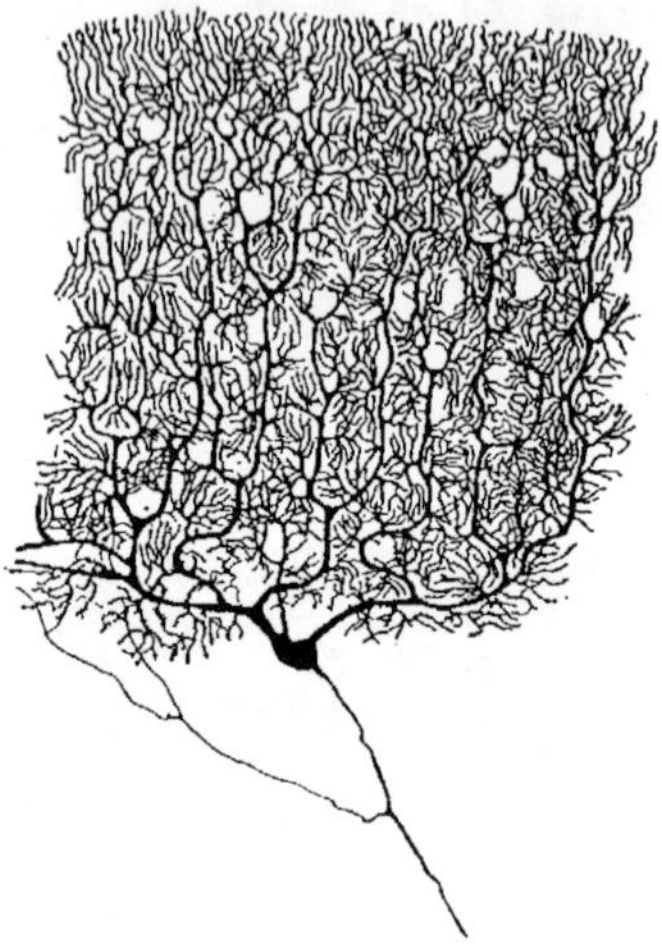

ヒトの脳には約1000億個の神経細胞（ニューロン）とそれらを機能的に支え、適切な生化学的環境を提供している約1兆個のグリア細胞がある。ラモン・イ・カハルが個々の神経細胞の複雑な構造を美しく見事に描き出したことにより、脳の複雑さが真に理解されるようになった。カハルの描いたこの図は、ヒト小脳のたった1個のニューロン（プルキンエ細胞）の構造を示したものである。

質は軸索や樹状突起の中を容易に移動することができる。しかし、内側から外側へ通過することはできない。また、一つの神経細胞から別の神経細胞へ通過することもできない。各々の神経細胞が独立して機能するにはリン脂質による絶縁が不可欠である。絶縁なくして、脳は働きはじめることすらできない。

制御された漏電の重要性

しかし、細胞は完全に孤立しているとその機能をはたすことはできない。それらはまわりにある細胞外液（ＥＣＦ）や隣接するニューロンと交信しなくてはならないからだ。脳の重要性はその交信の複雑さにある。

制御された漏電は主に次のような理由でおこる。リン脂質細胞膜の重要な位置に、基本的にバルブの役割をするタンパク質がある。それらは開閉して、水、ナトリウムイオン、カリウムイオン、塩素イオンなどのイオン類、あるいは電気を膜の片側から反対側へと通過させることができる。ある物質の圧力が細胞膜の片面で大きくなるとバルブがあき、細胞膜を通して自然に物質が流れ出る。しかし、圧力や濃度変化の度合いにさからって物質をくみ上げなければならない場合は、単にバルブを開くだけでは不十分である。自然の流れに逆らって細胞膜を通して物質をくみ上げるには、エネルギーを充当する必要がある。

神経細胞は活性状態のときと休止状態のときがある。休止状態では、すべてがゆっくりと浮遊している。バルブは部分的に、あるいは完全に閉じ、神経細胞の外の液体は中の液体と交信することができない。その反対の状態が爆発的な電気インパルスである。かなり大きな電気的活動の爆発がニューロンにそって波となっておし寄せる。それは電気伝導によって伝わるのでなく、一定の再生プロセスによって伝わるので、インパルスの大きさは軸索の先端に達するまで落ちることなく維持される。

何かにたとえるということは誤解を招きやすいが、なじみのない考えを理解するのには役立つ。ニューロンの電気インパルスは、細胞膜にあるリン脂質がタンパク質のバルブをひらくことで漏電がおきやすくなり、誘発される。小さなバルブがひらくと、イオンと電流が細胞膜を通過する。バルブが十分な数だけ開くと、多くのミクロの流れが合流して細胞膜の入り口におしよせ、大きなバルブの開放がおこり、神経伝達が始まる。これを視覚化するなら、電灯のスイッチのようなものである。少し動かすと押し返してくるようなスイッチだ。押すのをやめるとスイッチはもとの位置に戻り、明かりはつかない。しかし、十分に強く向こう側までおすと、突然スイッチは点灯の位置に跳ね返り、電流が流れ明かりがつく。神経細胞は電灯のスイッチのようなものだ。何千という妖精がそれにぶら下がっている。あるものはスイッチを点灯方向に押し、別のものは消灯方向に押す。点灯の妖精が勝つとスイッチが入り電流が流れる。しかし、神経細胞においては、最初の電流がとおりすぎると、スイッチはいつも自動的に切れる。神経インパルスは一過性で、千分の一秒ほどしか持続しない。ひとたび通り過ぎてしまうと、妖精たちが再び点灯消灯のつなひきを始めるのだ。

神経インパルスは細胞体のなかで始まり軸索の終末までおしよせる。それからどうなるのか。軸索の細枝の先にはシナプス小胞と呼ばれるリン脂質の小球がたくさんある。各々のシナプス小胞には化学物質が含まれている。化学物質は水溶性で小球のなかに閉じ込められている。神経インパルスが軸索の終末にとどくと、その変化により小球のいくつかが軸索のリン脂質細胞膜の内側にくっつく。そこで接続がおき、リン脂質細胞膜がやぶれてシナプスの神経伝達物質である化学物質がもれる。それはニューロンの軸索の終末と次のニューロンの樹状突起の先端との間の空間にもれるのである。その空間は両側にある細胞膜とともにシナプスとよばれる。

樹状突起の先端にはレセプターとよばれるタンパク質が含まれている。各々のレセプターはきわめて特殊な構造をしており、視覚的には錠にたとえられるだろう。錠にあう鍵がない限り、そして鍵が回らないかぎり、レセプターのタンパク質は細胞膜のなかで静止したまま動かない。シナプスの化学物質が錠に合う鍵の役割をする。各々のレセプターは特定の神経伝達物質、あるいは構造が酷似している化学物質によってのみ活性化されうる。適合した神経伝達物質の鍵がレセプターの錠にぴったりとはまり、鍵がまわると錠があき、別のニューロンの中で同じような一連の出来事をひきおこす。これは神経細胞レベルのミクロの世界の出来事である。何千、場合によっては何十万もの違うタイプのレセプターがあり、その違いは、鍵をまわすことのできる化学物質の性質に依存している。これらの何千もの相互作用が、次のニューロンがインパルスを誘発するかどうかを決定する。妖精が脳内のスイッチの覇権をめぐり競争しているようなものだ。

どうやら脳内のできごとを単純化しすぎてしまったようだ。本来、その複雑さは私の拙い描写など及びもつかないほどで、脳をコンピュータにたとえられないのはそのためだ。コンピュータでは、各々の段階で電気インパルスは通過するかしないかのどちらかで、中間の状態がない。介入する手順、代替の手順が増えるほど、ものごとは複雑かつ微妙になる。しかし神経系においては、各々の段階は「よし、通せ」あるいは「だめだ、止めろ」というような単純なものではない。十万段階もの「かもしれない」というレベルがあるのだ。各々の神経細胞間の交信についてその流動性を考慮に入れ、さらに一千億の交信するニューロンを加えて考えてみよう。人間の脳は宇宙のなかで最も複雑な構造をもっていると言っても過言ではないことが理解できるだろう。

ニューロンに奉仕するグリア

しかし、それがすべてではない。脳に関する記述はほとんど、電気伝導に集中している。神経細胞やニューロンについてである。すべてのニューロンにはそれを支持する細胞、グリアが十個ずつ存在する。脳は一千億個の神経細胞と一兆個のグリアとで構成されているのだ。

いわゆる「ジャンクDNA」のように、これまでグリアは、研究者にとって一見地味な研究対象であった。ニューロンは魅力的である。思考や体をコントロールするメカニズムと言われているからだ。しかし、頭蓋骨の中の細胞、その九十パーセントはニューロンではない。では、グリアにはどのような役目があるのだろう。

グリアについての研究は十分ではなく、率直に言えば、その役目はわかっていない。しかし、いくらか解明されつつある。グリアはかつて、単に詰め物の役割をしているだけだと考えられていた。小包の中身が壊れないように入れる詰め物である。しかし、グリア研究者のほとんどが、それ以上の働きを確信している。単なる詰め物にしては、あまりにも複雑で難解な構造をしているからだ。

現在のところ、少なくとも二つの理にかなった機能が考えられている。一つ目はグリアは神経細胞への栄養補給と維持管理を助けているというものである。二つ目は、グリアが化学物質のスープを提供し、そのなかで脳が機能しているというものである。グリアは何百、何千という化学物質をニューロンのまわりに分泌しており、それらの化学物質が、ニューロンの反応を微妙に調整しているのだ。理解をはるかにこえる複雑さである。

レセプターの鍵が回ったときに何がおきるのか

これに対する答えも単純化しすぎのそしりは免れないだろう。しかし、ここで目ざすのは正確な全体像の描写ではない。そんなことは不可能だ。何がおきるのか、それがどれほど複雑で微妙なものかをできる限り表現してみたい。

レセプターは鍵がまわらなければ、比較的おとなしい。ひとたび、化学伝達物質によって鍵がまわされると、多くのことがおきる。

第一段階——レセプターはバルブの役を果たしはじめる。水溶性の物質、通常はナトリウムイオン、カルシウムイオンであるが、それらを神経の先端へとおくりだす。これで十分な数のレセプターが活性化されると、神経インパルスがおきる、つまり神経細胞のなかで化学的プロセスが活性化されるのである。

第二段階——レセプターは別のタンパク質、細胞膜のなかにあるGタンパク質と結合する。これらのタンパク質はコントロールセンターの役割をはたし、活性型と不活性型の両方で存在する。鍵をレセプターの錠のなかでまわすことで、となりあったGタンパク質を不活性型から活性型へと変える。これをきっかけとして細胞のなかで次々とことがおきる。

鍵となるGタンパク質はさまざまな種類のレセプターにより活性化されうるが、中にはホスホリパーゼ（リン脂質加水分解酵素）群の機能を調節するものもある。名前のとおり、ホスホリパーゼはリン脂質を分解することができる。中でもホスホリパーゼA_2（PLA_2）が脳には特に重要であると、私を含め多くの研究者たちが考えている。現在、ホスホリパーゼA_2は分裂病や自閉症のような破壊的な病気を解明するために重要な物質とみなされている。

ホスホリパーゼA_2の活性と、それに関連したメカニズムにおける変化がわれわれを人間につくりあげた重要な要因のひとつといえよう。これはあながち絵空事とはいえない。最近、マウスの新しい血統が二つ作られた。ホスホリパーゼA_2サイクルに関わる成分が遺伝子的に変化した血統である。いずれの血統においても、マウスの知能は非常に高い。おそらくその推理力は五割は高いだろう。それらのスーパーマウスについてはのちに詳しく述べるが、今は次のように想像してほしい。もしある人種が突然、他より平均五割も高い知能をもつことになったとしたらどうだろう。ここで論じようとしているのは、知能指数のわずかな上昇ではなく、知能の大幅な向上についてである。そう遠くない昔、スーパーマウスと同じような出来事が人間にもおこったのではないか。それは現生人類以外のすべての原人にとって破壊的な影響をもたらしたのではないか。これこそが、われわれを人間につくりあげた創造的出来事なのである。それにかかわっていたのは、シナプスのレセプターが活性化されたとき神経細胞が脂質をどう処理するかというような、平凡で日常的なことだったのである。

ホスホリパーゼA_2サイクル

多くの神経伝達物質がレセプターの鍵をまわすとき、その結果としてホスホリパーゼA_2の活性化がおきる。ホスホリパーゼA_2はリン脂質の二位に働きかけ、高度不飽和脂肪酸を遊離させる。通常アラキドン酸である。アラキドン酸が遊離すると、脂肪酸を失ったリン脂質——リゾリン脂質がのこる。アラキドン酸は脳の構造維持にとってきわめて重要な物質で、脳の乾燥重量の約八パーセントを占めている。他の高度不飽和脂肪酸がしめる割合は十二パーセントである。

リゾリン脂質と高度不飽和脂肪酸はきわめて活発な分子で、各々ニューロン内の多くのメカニズムのスイッチをいれたり切ったりすることができる。神経インパルスを誘発したり、ニューロンのエネルギー出力を調節したり、異なった遺伝子のスイッチの切り替えを助ける。これらの出来事のなかには、ニューロンの機能を半永久的に変化させるものがあり、それが、われわれが記憶とよぶものとなる。

ホスホリパーゼA_2サイクルのスイッチをいれることだけが重要なのではない。ニューロンの活性状態がずっと続かないようにスイッチを切ることも大切なのである。どのようにしてスイッチを切るのだろう。まず、アラキドン酸のような高度不飽和脂肪酸を他の分子、補酵素A（CoA）と結合することによりスイッチを切るメカニズムがスタートする。これは高度不飽和脂肪酸にとって運搬人かガイドのような役割をはたすものだ。この種の酵素は脂肪酸補酵素Aリガーゼ（FACL）とよばれる。次に、高度不飽和脂肪酸と結合した補酵素A（HUFA-CoA）はリゾリン脂質と結合し、通常のリン脂質を形成する。二位に脂肪酸を有するリン脂質である。これをおこなう酵素がACLCoA・リゾリン脂質アシルトランスフェラーゼ（ACLAT）である。

このようなホスホリパーゼA_2サイクルがニューロンの機能制御の中枢である。それはニューロンが活性化されるとともに活性化し、そのとき記憶がインプットされる。そして神経細胞の樹状突起あるいは軸索の終末が伸長するのである。神経が発達し、機能しているときには、いずれにせよ、ホスホリパーゼA_2サイクルがはたらいている。人間は複雑に接続しあった何百万ものニューロン中のホスホリパーゼA_2サイクルの働きがなくては、考えることも、動くことも、感じることもできない。

不完全な脂質はどのように脳を破壊するか

残念なことに、体内における特定の化学反応の重要性についての知識の多くは、それらの化学反応が失敗したときの状態を観察することによってしか得られない。体内での化学反応は通常一つ以上の酵素によって制御されている。もし突然変異により酵素が機能を失うと、続いて病気がおき、そこからあらたな理解が得られる。

四年ほど前、ドイツで明らかな異常のある子供が生まれた。頭と脳がきわめて小さく、その結果あらゆる機能が正常に働かなかった。小児科医は脳の成長障害を引き起こす原因を調べたが、どれもあてはまらない。新しい病気ではないかとさえ思われた。最終的に医師と生化学者達はひとつの化学的異常をつきとめた。脳にとって重要な高度不飽和脂肪酸であるアラキドン酸を、ニューロンへの信号送信にかかわるロイコトリエンC_4（LTC_4）に変換する酵素に欠陥があったのである。一年後、第二の症例がみつかった。同じような脳の成長不全がみられ、同じ酵素の欠陥であった。結論はあきらかだった。脂肪酸のアラキドン酸はロイコトリエンC_4に変換されることによって脳の正常な成長に重要なものとなる。これはきわめて稀な病気である。なぜなら子供は出生前あるいは出生後すぐに死んでしまい、子孫をのこすことはないからだ。可能性として考えられることは、この病気にかかった子供に、新しい突然変異がおきたということである。そのような突然変異は破壊的な結果ゆえに次代にひきつがれることはありえないからだ。

　アルポート症候群も稀ではあるが、かなり良く知られている遺伝子の異常である。この症候群の子供は通常耳がきこえず、腎臓病も併発している。今では、それが構造的タンパク質であるコラーゲン4の欠乏によっておきることがわかっている。構造的欠陥のため内耳と腎臓が正常に成長しないのである。しかし、同時に別の問題をかかえている子供もいる。脳が小さく知的障害があり顔の形に特徴がある。これらの問題はX染色体上のコラーゲン4の不足のみでは説明できない。

　X染色体上においてコラーゲン4に隣接する遺伝子が脂肪酸補酵素AリガーゼグループのFACL_4である。今では、知的障害のあるアルポート症候群はコラーゲン4と脂肪酸補酵素Aリガーゼ4の両方の遺伝子欠陥が原因であることがわかっている。従って、脂肪酸補酵素Aリガーゼ4は脳の発達と知的機能にとって重要な役割をはたしているにちがいない。この重要性については後の章でみることにしよう。

アラキドン酸と脳の成長

悲劇的なドイツの新生児の症例から次のようなことがわかった。アラキドン酸からつくられるロイコトリエンC4は脳の正常な成長と発達には必須のものであるという結論は多くの研究で一致している。アラキドン酸は脳の成長にとって重要な物質である。ロンドンのマイケル・クロフォードとメンフィスのスーザン・カールソンらのグループがきわめて重要な研究をおこなっている。

マイケル・クロフォードは脳内脂質についての世界的権威である。彼も東アフリカ、ウガンダのマケレレ大学で教えていた。彼とはダルエスサラーム大学で医学生の試験をした時に知り合った。マイケルは、脳には二つの脂肪酸、アラキドン酸とドコサヘキサエン酸がきわめて豊富に含まれていると強調した。彼はそれらの脂肪酸の胎児への供給が、脳の大きさをきめる決定因子かもしれないと考えたのである。

倫理的な理由から、これは実際に実験して解答を得ることができない。手がかりを引き出すには間接的な方法をとらなくてはならない。マイケル・クロフォードは脳に必要な脂肪酸が母から臍帯《さいたい》をとおしてとりこまれるとの結論を出した。出産後に廃棄された臍帯動脈内の脂肪酸の組成をみると、赤ん坊へのアラキドン酸とドコサヘキサエン酸の供給を示唆するものが得られる。出産後の赤ん坊の頭囲を測定することにより、間接的に脳の大きさの指標をえることができる。臍帯に含まれる脂肪酸と脳の大きさには何らかの関係があるのだろうか。

ドコサヘキサエン酸と測定された他のすべての脂肪酸については、頭の大きさとの関連はないように思われたが、アラキドン酸に関しては違った。アラキドン酸が臍帯に多いほど、赤ん坊の頭は大きい。あきらかにアラキドン酸の摂取量と脳の大きさには相関があった。

しかし、相関があるからといってそれが因果関係を示すことにはならない。たしかに相関は、ある事象がもう一つの誘因であることを意味する場合もある。しかし、両者が第三の要因によってひきおこされ、相関がみられることもあるのだ。たとえば次のような例がある。第二次大戦後、自動車と洗濯機の所有が劇的に増加した。それらを一年ごとに座標で位置を定め比較すると、自動車の購入と洗濯機の購入とのあいだに密接な関係があることはあきらかだった。だからといって、自動車の購入が洗濯機の購入の誘因だということにはならない。両者には相関がみられるが、それは一方が他方をひきおこしたということではない。両者の数字は一般的な購買数の増加の指標なのである。相関はつねに注意深く正当に解釈されるとはかぎらない。

したがって、マイケル・クロフォードの研究は、かならずしも高量のアラキドン酸が脳の成長をひきおこしたということを意味するわけではない。もっとも、それは可能な解釈ではある。一方、スーザン・カールソンの研究はより直接的な証拠を提供している。

スーザン・カールソンは主に未熟児の成長と発達に関心をもっていた。特に未熟児が正常に成長するためには何を与えればよいか知りたいと思っていた。未熟児に最適なのは母乳なのだろうか。十五年前、これについてははっきりしたことはわかっていなかった。未熟児はふつうに母乳を飲みはじめる、正常に生まれた赤ん坊よりはるかに小さい。正常な四十週の妊娠期間後に生まれた赤ん坊にとって最適な母乳は、厳密には未熟児に適さないのではないか? 未熟児用に考えられた人工調合乳が最も適しているのではないか? 確かな答えを出すためには知識が不十分だと考えたスーザンは、赤ん坊にさまざまな調合乳を与え、注意深く実験を始めた。

当時、標準的な乳児用調合乳には二種の脂肪酸しか含まれていなかった。リノール酸(LA)とαリノレン酸(ALA)である。これらの脂肪酸と体内におけるその変換物質についてはすでに第五章でのべた。しかし、乳児、成人にかかわりなく、脳に直接必要なのはリノール酸やαリノレン酸ではない。乳児に必要なのはリノール酸から変換されるアラキドン酸とαリノレン酸から変換されるドコサヘキサエン酸である。

旧世代の乳児用調合乳とはちがい、母乳にはあらかじめ変換されたアラキドン酸とドコサヘキサエン酸が含まれている。母乳をあたえられた赤ん坊はアラキドン酸とドコサヘキサエン酸を直接とることになり、それらを自分自身で作り出す必要はない。それに対して、旧世代の調合乳のみを与えられた赤ん坊は摂取したリノール酸とαリノレン酸をアラキドン酸とドコサヘキサエン酸に変換しなくてはならない。未熟児は脳に必要な量のアラキドン酸とドコサヘキサエン酸を迅速につくりだすことができるということを誰もが認めているわけではなかった。スーザンはそれを確かめようと決めた。

彼女は標準的な未熟児用栄養に、調合乳にはなく母乳には含まれている種々の脂肪酸を加えた。そして頭の大きさを測り、脳の成長を測定した。さらに、その後の知的発達を追験したのである。結果は衝撃的であった。アラキドン酸とドコサヘキサエン酸を加えることで頭は大きくなった。しかしドコサヘキサエン酸のみを加えた調合乳の研究結果から、成長を刺激する効果があるのはアラキドン酸のみであると思われた。もっとも、ドコサヘキサエン酸も脳の構造に重要な貢献をしていた。ロイコトリエンC4に変換されるアラキドン酸はドイツの赤ん坊の悲劇的な例からもわかるように正常な脳の成長に必要なものだ。スーザン・カールソンら先駆者の研究の結果、今では世界中ほとんどの国で、未熟児用調合乳にアラキドン酸とドコサヘキサエン酸が加えられている。アメリカを除き、多くの国々では調合乳をより母乳にちかいものにするために、新生児用の調合乳にもアラキドン酸とドコサヘキサエン酸が加えられている。

このようにして三つの重要な証拠がそろった。第一は、臍帯のアラキドン酸の量が頭の大きさに関係しているということである。アラキドン酸が多ければ頭はより大きくなる。第二は、アラキドン酸をロイコトリエンC4に変換する酵素が脳の正常な発達には必要だということである。アラキドン酸から生成されるロイコトリエンC4が脳の大きさに影響を与える重要な生化学的要因の一つである。第三は、アラキドン酸を直接未熟児にあたえることは脳の成長を刺激するということである。これらはすべて、正常な脳の成長にはアラキドン酸が必要だろうということを示唆している。

ドコサヘキサエン酸とアラキドン酸がともに脳にとって必要なことはたしかだ。脳を構成する建築ブロックとなるからである。しかし、二つのうちでは、脳の成長を刺激しているアラキドン酸がより積極的な役割を果たしていると思われる。アラキドン酸は最終的な脳の大きさを決める重要な要因のひとつなのである。

アラキドン酸とドコサヘキサエン酸はどこからくるのか

われわれは少量のアラキドン酸とドコサヘキサエン酸をリノール酸とαリノレン酸から生合成することができる。しかし、脳の最も望ましい発達のためには、少なくともアラキドン酸とドコサヘキサエン酸を食物からある程度直接摂る必要がある。では何から摂ればよいのか？

一部の海草やこけを除いて、植物性食品にアラキドン酸とドコサヘキサエン酸は含まれていない。野菜、果物、ナッツその他の植物性食品は通常αリノレン酸とリノール酸しか含まない。アラキドン酸とドコサヘキサエン酸は主に動物性食品から摂取される。大型動物だけでなく昆虫や地虫もアラキドン酸とドコサヘキサエン酸の供給源である。肉、とくに臓器、脳や骨髄にはアラキドン酸やドコサヘキサエン酸が豊富に含まれている。

最近、チンパンジーの食性について、いくつか重要な研究がおこなわれた。研究の動機の一つは、自然界での食性から野生のチンパンジーに必要な栄養をより詳しく知ることである。もう一つは、人間の祖先がチンパンジーの系統と分かれる前、すなわち脳が大きくなる以前の食生活についての手がかりを得ることである。研究結果は慎重に検討されねばならない。人間と同様に、現代のチンパンジーも共通の祖先から分岐して五百万年から七百万年もたっているからだ。

チンパンジーはほとんど菜食であるが、十分な量の地虫や昆虫などの動物性食品もとっている。チンパンジーが食べる動物性食品の大半がシロアリである。シロアリはとくに重要で、チンパンジーは道具を使ってアリ塚からアリを捕る高度なテクニックを発達させた。幅、長さとも適当な細い棒でアリ塚をつつく。棒について塚から引きだされたシロアリを、彼らは喜んで食べる。シロアリには脂肪が含まれているのだ。ほとんどリノール酸とαリノレン酸だが、わずかながら、アラキドン酸とドコサヘキサエン酸も含まれている。

チンパンジーは大型動物を捕食することもある。第四章でのべたように、クレイグ・スタンフォードがぞっとするような描写をのこしている。菜食や昆虫食をやめ、コロバス猿狩りに出かけるチンパンジーの記録である。不運なコロバス猿は捕らえられ、ひきさかれ、食べられる。チンパンジー社会において、食料としてのコロバス猿には高い価値があるらしい。雄は肉を、雌の性的好意を求めるために使う。雌はアラキドン酸とドコサヘキサエン酸が豊富な肉をうけとることで、赤ん坊のための特典を得る。猿を殺した雄チンパンジーは、まず頭蓋骨を割り脳を食べる。アラキドン酸とドコサヘキサエン酸のもっとも豊富な場所だ。まるで、チンパンジーは知能の発達に必要な食物を知っているかのようである。

狩猟と水——豊富なアラキドン酸とドコサヘキサエン酸の秘密

人類進化における狩猟の重要性については、文化人類学者のあいだで長年論じられてきた。二百五十万年前より古い時代に、人類の祖先が狩猟をおこなったという証拠はあまりない。現代のチンパンジーと同様に、彼らも昆虫や地虫をたくさん食べていたのだろう。時には小動物を捕まえ、食べていたのかもしれない。もっとも、証拠は何もない。ところが二百五十万年前以降になると様子が変わる。先史人類の住居あとで、いつも解体切断された動物の骨が発見されるのだ。動物の骨と人間をむすびつけるものはなにか？　もっとも単純な説明は、彼らが狩をするようになったから、あるいは他の大型肉食獣によって殺された動物の死肉をあさるようになったからというものである。死肉漁りは狩と同程度の技術と勇気がいると考えられている。

このテーマについては数え切れないほどの本や論文が書かれている。狩猟こそわれわれを人間につくりあげた重要な出来事だったというわけだ。それらの文献に共通している主張は次のようなものである。効果的な狩猟には知力、肉体的技量、意思疎通が必要である。比較的大きな動物の狩猟は大仕事で、巧妙に計画された作戦、勇気と力がいる。つまり、狩猟には、より大きく、秩序だった脳が必要であり、狩猟という選択圧によって、われわれは人間になったというのだ。しかし、すでに指摘したように、環境因子が肉体的、生化学的変異をうみだすことはない。それらは条件を作りだすことしかできないのだ。突然変異の結果としての変異型が、繁栄するのか消滅するのかをきめる条件を作り出すにすぎない。狩猟がわれわれを現生人類に作り上げた変異を生み出したということはありえない。しかし、突然変異をもつ個体が生き延び、栄えることを許容する条件をつくりだしたとはいえよう。

狩猟は大きな脳を生むきっかけとなったのだろうか。これを直接確かめる方法がある。狩猟説を支持する人々が完全に見過ごしてきた可能性だ。肉、特に脳や臓器の肉はアラキドン酸とドコサヘキサエン酸の宝庫だ。したがって、肉食は脳を大きくする突然変異をひきおこした最有力候補なのである。肉食のおかげで、少なくともドコサヘキサエン酸やアラキドン酸が不足して脳の成長が制限されるようなことはなかった。そのために、われわれは関連した突然変異を最大限に利用できたのである。狩猟は人間の脳の発達に重要だったかもしれないが、その理由は通常思われていることとは違うのである。

しかし、大型動物の肉はアラキドン酸とドコサヘキサエン酸の唯一の補給源ではない。アラキドン酸、ドコサヘキサエン酸および同系の脂肪酸の多くは肉微小藻類から摂取される。肉微小藻類は海や淡水、東アフリカや中央アフリカにきわめて多くみられる海水のまじった湖など、ミネラル豊富な水中で生育する。それらの湖水地域の年代は人類が出現したごく初期にまでさかのぼることができる。そのような湖の多くはミネラルがたいへん豊富で、肉微小藻類が大量に生育する。リー・ブロードハーストらの研究班はそのような湖や川の重要性を人類進化における「脳のための食料源」と表現している。

藻類は多くの動物や鳥類の食物である。フラミンゴから、さまざまな小水棲動物、半水棲動物までが藻類を食べる。藻類の成分は食物連鎖によって、間接的に魚、地虫、爬虫類、両生類、水鳥や哺乳類によって摂取される。直接、間接に水とかかわっている多くの食物がアラキドン酸とドコサヘキサエン酸の豊富な供給源なのである。これらの水棲食物はほとんど化石化しないので痕跡は残っていないが、脳の発達に必要な脂肪を供給するためには、狩猟と同じように重要だったことだろう。今日でも、アフリカにおいて水がどれほど重要かはアフリカ大陸の上空を飛んでみれば、すぐにわかる。水のあるところには人間がいる。水がなければ人もいない。すでに述べたが、人類の祖先の化石はほとんどすべて、かつての川辺や湖のほとりで発見された。したがって、卵、魚、昆虫、地虫、水棲動物、鳥類、すべてが、人類の脳が大きくなるために必要なドコサヘキサエン酸やアラキドン酸を供給するのに役立っていたと考えることができるのではないか。

リポプロテインリパーゼ（LPL）、脂肪酸結合タンパク質（FABP）、脂肪酸運搬タンパク質（FATP）、その他

アラキドン酸とドコサヘキサエン酸が欠乏すると、動物や未熟児の脳はあるべき大きさより小さくなる。長年、故意ではないが軽率にも、このような欠乏状態がひきおこされていた。このような状況下では、脳は遺伝子によって決定されている大きさに達することができない。

あらかじめ決まった大きさに達すると、脳はそれ以上大きくならない。どのような種においても、単にアラキドン酸を与えることで巨大な脳を持つ動物を作り出すことはできない。アラキドン酸を脳に取り込むためには複雑なシステムが必要だからである。すでにみてきたように、アルブミン、リポプロテインリパーゼ、脂肪酸結合タンパク質、脂肪酸運搬タンパク質、アシル化刺激タンパク質はすべて、脳にアラキドン酸を組み込むために必要なものだ。春、鳥がさえずり始める時の脳の成長に重要な役割を果たすのは、脂肪酸結合タンパク質の種類と量である。アラキドン酸を肉や卵、昆虫、地虫、水棲の食物から摂取することができれば、脳は大きくなる。ただそれは、同時にアラキドン酸を脳に取り込むタンパク質の突然変異体が入手できればの話だ。

それらのタンパク質の突然変異はアラキドン酸とドコサヘキサエン酸の脳への転送効率を増すので、脳が大きくなるために必要な条件を作り出した最も有力な要因である。そのような突然変異がおきたとすれば、狩猟動物や水棲食物からのアラキドン酸とドコサヘキサエン酸の供給が増し、そ

れらが十分活用されたからにちがいない。

大きくなった脳についてのこの説明が正しいかどうかは数年のうちにわかるだろう。チンパンジーと人間のタンパク質の構造の違いが明らかになり、もはや推測する必要はなくなる。

ドゥギー・マウスとメンサ・マウス

一九九八年に本書の草稿を書いたとき、私はリン脂質関連の代謝における突然変異が脳の機能を大きく変化させるだろうと予測した。当時はこれが近い将来実現するとは思っていなかった。しかし、その後二年間で、一つどころか二つの出来事がおき、私の考えが正しいことが明らかになった。なかには注目してくれる出版社もあったが、正当な注目とはいえない。それらは未来の可能性を変貌させ、過去へのあらたな洞察を与えてくれるのだが、それよりもゲノムやゲノム操作、クローン関連の事象など大きな倫理的問題にもっと大きな関心が集まっている。

ドゥギー・マウスとメンサ・マウスは利口だ。マウスのなかのアインシュタインといえるほどだ。それまでマウスにはできなかった問題を解く事ができ、その優秀さを子孫に伝えることができる。それらは知能指数のわずかな上昇がしめす認知力の小さな変化ではない。人間の知能指数でいえば三十から七十増にあたる、とてつもない変化なのである。知的障害のある人と一流大学を首席で卒業できる能力をもつ者との違いといったらいいだろうか。もし、そのような尺度で人間を計るとすればどうなるだろう。人間がより優れた他の種と対峙《たいじ》したらどうなるだろう。ある国民、ある人種が突然五十パーセントも優秀になったとしたら。グループ全体が天才のようになったらどうなるだろう。まるで人間と宇宙からのエイリアンとの遭遇を描いたSFのような話だ。ドゥギー・マウスとメンサ・マウスは、それがたった一つの遺伝子上の、たった一つの小さな変化により達成されうることを示している。

いかにしてスーパーマウスを作るか

さまざまな研究から得られた多くの証拠により、グルタミン酸という神経伝達物質が記憶の蓄積にかかわっていることがわかっている。高度な知的活動には効果的な記憶が必要だ。グルタミン酸システムは認知機能にも関与していると考えられる。

きわめて単純化すると、グルタミン酸システムは以下のように機能する。グルタミン酸受容体にはいくつかのタイプがあり、すべて構造が少しずつ違っている。それらの受容体の一つはNMDAという化学物質と結合してイオンチャネル型受容体（NMDA受容体）になる。われわれが何かを覚えるとき、神経細胞のシナプス小胞からグルタミン酸が放出される。何かを記憶しようとすると放出が活性化される。次にグルタミン酸はシナプスを横切り隣のニューロンへと達し、そのニューロンのNMDA受容体と結合する。

グルタミン酸がNMDA受容体にであうと細胞質型ホスホリパーゼA_2を活性化させる。これによって次にアラキドン酸が遊離する。それは次にGAP43というタンパク質を不活性型から活性型にする。GAP43は樹状突起の成長を刺激し、二つの神経細胞間の接続を強化する。強化された神経細胞の接続は記憶の物理的かつ生化学的基盤となる。

この説明は曖昧《あいまい》で具体性にかける。そのようなシステムが本当に特定の記憶と認知力を改善できるのだろうか？　これについては多くの人々が疑問をもち、二つの研究グループがその解明に乗りだした。プリンストン大学のY・P・タンらのグループとイリノイ州、ノースウエスタン大学のアリー・ルーテンバーグのグループである。

ゲノム操作については他のどの種に関してよりマウスでは多くのことがわかっている。特定のタンパク質を作ることができないようにするために、それを暗号指定《コード》する遺伝子を破壊《ノックアウト》することができるのだ。これにより、そのタンパク質が欠けるとなにがおきるかがわかる。また、ある遺伝子を活性化して、その遺伝子がかかわるタンパク質を大量につくりだすこともできる。プリンストン大学のグループは、マウスがNMDA受容体のタンパク質成分をより多く生成したらどうなるのかを研究し、イリノイのグループはGAP43をより多く作り出す効果を研究した。どちらの場合もマウスにおいて作られるタンパク質は正常で、単に各々のタンパク質の量が多かっただけである。

いずれの結果もおどろくべきものだった。マウスの変異型はどのようなテストをしても普通のマウスよりずっと優秀だった。新しいものごとをより長く覚えていることができ、より迅速に学習することができた。負の刺激をあたえても適切な反応をよく記憶することができる。新しい環境における方向感覚にもすぐれ、より迅速に行動した。これらはすべて進化の過程で生き残るために価値のある特質である。

ドゥギー・マウスとメンサ・マウスは人類進化の研究に興味を抱く人々にとって、きわめて重要な意味をもっている。

第一。たった一つのタンパク質の量の変化という小さな変異が知的活動を途方もなく向上させたということである。これには脳や頭蓋骨の大きさは関係がない。現在の大きさの脳がより効果的に機能するということである。

第二。どちらのマウスにおいても、変化はタンパク質とリン脂質が相互に作用する経路でおこっている。すでにみてきたように、その経路ではアラキドン酸が必須である。ＮＭＤＡ受容体の活性化がＧＡＰ$_{43}$を経由して変化を作り出すメカニズムの要素だからである。

ドゥギー・マウスやメンサ・マウスにおきたことと似た変化が人間の脳機能にもおきていたのかもしれない。それがわれわれの脳を大きくした最後の劇的な出来事、すなわち、われわれに創造的な知性と象徴的な技をもたらした出来事に関わっていたのかもしれない。分裂病を研究することによって、その変化がどのようなものだったのかを理解することができるのではないかと私は考える。分裂病こそはハワード・バーンの講演によって火をつけられた、私のもう一つの興味である。現在、分裂病患者の脳の中では脂質の生化学的な異常が起きているということが示されつつある。それをこれから明らかにしようと思う。

7 「正気を失った悪いひと、知り合うのは危険……」

レディー・キャロライン・ラム（一七八五―一八二八）

トロントの地下鉄、プラットフォームに男が二人無言で立っている。お互いに面識はない。電車が近づいてくる。突然、一人がもう一人を線路に突き落とした。ロンドンの公園を男が歩いている。別の男が茂みから走り出てきて、歩いてきた男の首にナイフをつきたてた。ロサンゼルスでは台所で食事の支度をしていた母親が二十八歳の息子にめった切りにされて殺された。東京の老人ホームで、老人が隣人三人を刺し殺した。いずれも加害者は分裂病と診断される。

最近新聞にのった出来事である。分裂病に対する一般的なイメージは、暴力的な男性、たいていは若い男性が犯す理由なき殺人である。メディアに登場する分裂病の特集はほとんどこの種の出来事だ。そうでなければホームレスに関することである。世界中の大都市、その路上で生活するホームレスには、かなりの割合で分裂病患者がいると言われている。

面識のない人に対する理由なき暴力、強盗目的以外の攻撃、暴力的な息子による母殺しは適切な治療をうけていない分裂病患者が関与していることが少なくない。ほとんどの先進国で精神病院の病床数が減り、元患者の多くは、入居制限のある住居に住むより路上で生活するほうを好む。これが精神分裂病に関してメディアが取り上げる話だ。往々にして他人の生命に影響を与えてしまう分裂病の側面である。

しかし、それが誤解をまねくことも事実だ。殺人者とスラム街のホームレスは分裂病患者のほんの一握りでしかない。ほとんどの患者が満たされない生活をおくっていることはたしかだ。自分自身にも家族、友人にとっても大きなストレスだ。しかし、ほとんどの者は暴力的でも路上生活者でもない。問題をかかえているが、おとなしい人々で、彼らはまわりの世界と自分自身の内面におきていることに当惑しているのだ。

分裂病を正確に描写できるのは患者以外にはいない。「分裂病広報」はアメリカの国立保健機関が発行する研究者用の月刊専門誌である。そこではより深い理解を求め、患者自身が一人称で問題を語る。分裂病であることはどういうことなのか。患者自身の描写は教科書より生き生きと、効果的にそれを説明してくれる。以下は分裂病広報と著者の許可を得て抜粋し書き直したものである。

内側からみた精神分裂病

「ハチドリ」

六年ほど前のことだ。二十五歳の私は資格をとり、美容師として働き始めた。地元の大学でビジネス経営の学位コース二年目を終えたところでもあった。夢は美容チェーンを経営することだ。

私は有頂天だった。声がきこえはじめたのはその頃だ。最初の入院。月経痛がおきるたびに声がきこえるようになったが、月経痛との関係は定かではない。頭のなかで誰かが喋っている。私だけがのけ者だ。ひっかくような音、ささやき声、大きな叫び声のこともある。心は乱れ、考えることができない。ついに何もできなくなってしまった。他人や自分を傷つけろと声が命じる。正気を失ってしまうのではないか。恐怖で絶望的な気分になる。何日も泣きつづけた。最初に声が聞こえたときは酔いつぶれるまで飲んだ。ひどい二日酔いで目覚めると、声は前にもまして大きく雷鳴のように響く。私はまた飲みはじめる。酔っても声が消えることはないが、あまり苦痛ではなくなる。それが嬉しかった。何日も声との戦いがつづく。やがて耐え切れなくなり、私は酔いどれの薄汚い失業者になった。母親の家で自殺をはかる。幸運にも母と妹に発見され、郡の救急病院に運ばれ、そこから郡の精神病院に送られた。

恋人のところにころがりこむと、ほどなく例の声が仕返しにやってきた。眠れない。集中できない。憔悴《しょうすい》し、恐怖と絶望感におそわれる。望みはひとつだ。一人になりたい。他人といるのは嫌だ。酔いつぶれるまで飲むか朝まで寝ない。目覚めは早く、周囲の人間はたまらない。普通の時間帯で生活する人にとっては迷惑な話だ。恋人とは絶えず喧嘩だ。酔いつぶれるまで飲み、憂鬱を軽くしたい一心で、クラックを吸う。クラックをやったあとはさらに落ち込む。苛立ちがつのり、些細《ささい》なことでも爆発しそうだ。恋人もお手上げで、私はついに路上に放り出された。精神的な問題に麻薬。母や妹たちも私をひきとることを拒んだ。こんな問題を抱えた人間に仕事などとうてい無理だ。選択の余地はない。分別があればそんな人間をやとったりはしない。私はホームレスになり、路上で生活するようになった。寝場所、暖かい食事、酒と麻薬を得るために体も売った。麻薬ほしさでやったことは想像を絶する。梅毒を移され肝炎になり、ＨＩＶに感染した。

ホームレスのシェルターに抗精神病薬を置いてきてしまった。再び大声がきこえはじめると、酔いつぶれるまで飲み、ひっきりなしにマリファナを吸った。衝動が抑制できない。クラックのせいで自制がきかない。風体などどうでもいい。髪をすくこともなくなった。何日も風呂にはいらず、歩きまわって意味不明なことを大声でわめく。見るに堪えない姿だ。ハロウィーンの夜、玄関にやってくるお化け――美容師だった私のなれの果てだ。男たちが妹や姪を殺そうとしていると思い込んだ。影が動き形になっていく。人が近づいてきて私をじっとみつめる、誰もいないのにそう思った。悪魔がやってくる。モーテルでクラックを吸いながら悪魔を見た。五日間、昼夜クラックづけで、酒を飲み、心臓が今にも爆発するのではないかと思うまで眠らなかった。妹の家へ行き、包丁をもって妹の友人を通りまでおいかけた。彼女が悪魔に変わったと思ったのだ。警察がやってきて私を逮捕した。刑務所は二度目だ。警察には顔が知れている。私は郡の救急病院に送られ精神病院へ戻った。

今度はまったく別人になった。野蛮な悪魔だ。薬も拒否した。病院の職員と敵対し、少しでも気に障ると悪態をつく。私がいらだつので、家族も面会に来なくなった。こんな私をみるのは家族もつらい。肉親が精神に異常をきたした経験がない人には理解できないだろう。重圧とストレスで家族も傷つく。他の患者が私のアイスクリームをこぼしたと思いこみ、癇癪《かんしゃく》をおこす。アイスクリームなどはじめからないのだ。可愛がっていた甥を殺してやると怒鳴りちらす。一人にしてほしいと職員に襲いかかろうとさえした。何時間も立ち尽くし空をみつづける。着替えにも、入浴にも介助が必要だった。簡単なことすら繰り返し教わらなくてはできない。促されなければやらない。アスピリンを一瓶盗みだし、全部飲んで再び自殺をはかった。発見され胃洗浄を受ける。どん底というものがあるとすれば、まさにどん底だった。これが精神に異常をきたすということなのか？　自分がどん底にいるということはわかっている。でも、自分では何も出来なくなってしまう。確かに病気がそうさせてしまうのだ。

「パラノイア」

診断はパラノイアだった。うつ病もある。適切な投薬法がみつかるまで、私は床に寝た。ベッドに寝るのが怖かったのだ。声が聞こえた。最近は、親切だった声が急に脅しに掛かることもある。うつ病のための恐怖と苛立ち。午前中は特にひどい。仕事がうまくいかず腹をたてる。他人の問題が自分の問題のように思える。

ついに外へ出られなくなった。みじめだった。北ハリウッドの自宅近くでおきた自動小銃強盗が新聞の第一面に載った数ヶ月後のことだ。上司が変わった頃だ。アパートのすぐ近くで人の声がした。声は次第に大きくなる。私をあざけり、何かたくらんでいるようにもきこえた。歌っている時もある。あとになって、そう、仕事や家で何か失敗したときにようやく意味がわかる歌だ。私はまた床の上でねるようになった。寝室にいる何かが私のまわりにある「良い力」を苦しめる。寝室で寝ると夜毎の責め苦で、昼間仕事で失敗するようになった。声は「脂肪酸」と名乗った。私はソーダを飲むのをやめた。別の声の命じるまま、食事をパン一切れにした。どちらの声も「専門家」だといいはる。タバコもやめさせられた。タバコをすうと車で歩行者をはねてしまうかもしれない。誰かに歩行者をはねさせてしまう恐れもある。孤独だった。訪ねる友もないアパートでの一人暮らしだ。声からの制約はますますひどくなる。残されたのはわずかな喜びだけだ。週末は終日ソファですごした。

何回も自殺を考えた。仕事に行くのが怖い、アパートの外で何かすることが怖かった。もうどうにもならなくなっていた。それにもかかわらず、私は仕事に行きつづけた。仕事やちょっとした用事でしかたなくでかけると、攻撃されているように感じた。他人から何かがとびだしてきて私に襲い掛かる。それは何時間も私のなかにいて精神的に苦しめる。頭の中にむりやり押し入ってきて絶え間なく私を苦しめつづける。

「特別な瞬間」

店のショーウインドウに映る姿。これが私？　そう私だ。わかってはいても自分とは思えない。きらきらと反射する影。みがきあげられたパステル色のジグソーパズル。顔、体、衣服が動くたびに破片となって消えていく。さわろうと手をのばしても、そこにあるのはつるつるの冷たさだけだ。だが、私だという感じはする。だってそうなのだから。

自分が三十七歳の女だってこと、彫刻家、作家、労働者だってことはわかっている。一人暮らしだ。全部わかっているのに、ショーウインドウに映る反射のように、私の存在は曖昧だ。さわろうと手を伸ばしつづけても、決してふれることのできない蜃気楼《しんきろう》のようなもの。そう言ったほうがいい。

こんな風に感じるようになって一年近い。診断は妄想型分裂病。今までほんとうに自分のことを理解していたのだろうか。単に役割を、受け入れやすい役割を演じていたのではないか。おさまりがいいように。今はどんな「ふり」もみな剝ぎ取られてしまう。病気のせいだ。ぽっかりと空洞になってしまったようだ。でも痛みは感じる。身をよじって振り返る。私にぴったりの場所、居心地のいい場所はないだろうか。

時々幻覚や妄想がおきる。恐怖におそわれる。そんな時は薬を飲む。心のストレスは消えても、体にでる反応は嫌だ。健康な感情をにぶらせるから。心の中の嵐がおさまるとすぐに薬をやめる。なぜ他の治療法がないのだろう。例えば身体の病気に使われているようなホリスティックな治療法はないのだろうか。

まだ自分が自分だってことはわかる。創造的で感受性豊か、ミステリーや魔法、虹、満月を信じている。どうしていつも「現実」のむこうに行こうとすると、鎮静させられ、薬をのむようにいわれるのだろう。分裂病には特別な瞬間、貴重なときがある。それをわかってもらえたら。普通なら行くことのできない所へむかっている。そう感じる時のことを。何もかもが違って見える、目のさめるような時のことを。これも精神症状なのだろうか。到底そうは思えない。

何がそんなに「特別」なのだろう。色が明るくあざやかに見える。うっとりするような鮮やかさ。陰、光、生地のおりなす複雑な模様にひかれる。まわりの物のおぼろげな輪郭。すべてが私よりたしかな存在だ。人間の存在を超え他の世界をかいまみているようだ。視覚、聴覚、触覚がとぎすまされ、すべてが驚異の世界だ。

ヘッドフォンできくと、音楽が私をすっぽりとつつみこむ。生き生きした生気あふれる音。高音、低音の息遣いは生きているようだ。私は動きの中を漂う。

分裂病の症状がでている時、図書館へ行くとまるで言葉や写真、絵のジャングルを探検しているようだ。いらいらする。何も捕まえることができないからだ。本一冊すら選べず、借り出すこともできない。写真集や画集をざっとながめ、本を数行読む。果敢に書棚の間を進みながら、視線は本から本へと飛んでゆく。しばらくして本は借りずに図書館を出る。頭は空白だが充足感はある。たくさんのものを見たのだから。

病気は恐怖の旅だ。私を麻痺《まひ》させ苦痛でみたす。傷口にバンドエイドを貼ることができれば。でも、どこに貼ればいいのだろう。もうがまんできない。安らぎがほしい、安心したい、苦しさのあまりそう願う。どん底だ。そんな時メッセージをうけとる。何もおそれることはないと神秘的で精神的な存在が告げる。しばしば、白い光があらわれ、メッセージを私の魂に刻む。それを見るのは最も恐怖にさいなまれている人。私の中にそれを見て、彼は心の平安を得る。私は預言者になる。そしていくらか気が晴れる。

「特別なとき」はめったにない。私はそれを探しもとめる。病気をのりきるために。その瞬間はいつくるのだろう。わからない。でも確かにそれはある。すべて病気のせいなのか。決してそうとは思えない。

＊ここでは患者が自らの症例を客観視するために三人称で語っている。

「妄想」

デイヴィッド・ゼルトを全く変えてしまったドラマ。それは人間心理学会で始まった。尊敬する学者たちに論文を認めてもらおうと、彼は学会の一週間前、論文「テレパシーの起源について」をある発表者に送り、出席者全員がそれを読むことになった。彼は新しい学説を提案したのだ。テレパシー研究が最適な条件のもとで行われるのは出産時のみである。母子はテレパシーでむすばれているが、それは出産のあいだに始まる。外界の刺激が大きな影響をあたえる前に研究すべきである。論文には彼の観察が述べられていた。産科病院で母子の表情を観察したものである。出産の間と出産後数分間、母子は同時に微笑んだり泣いたりする。喜びと苦痛の表情が同じ時に、同程度に現れる。この相関は七例の出産でみとめられた。これはすべての人間にあてはまると彼は考えた。深遠な主題である。彼にはこの論文が平凡な日常から遠ざかっていくひとつの道標であるように思えた。

論文は学会において画期的なものとみなされた。心理学全般にとっても有意義なものとなるだろう。テレパシーは出産時に普遍的に存在し、測定することができる。これが科学的に立証されれば、彼の考えはダーウインとフロイトの思想にも匹敵する大きな影響力をもつことになるかもしれない。

講演者は皆デイヴィッドの研究に注目していた。指を差したり見つめたり、非言語的な手段で、論文のさまざまな面をあきらかにした。彼の名前は一度も挙がらなかったが、デイヴィッドは論文で自分が奇跡を成し遂げたような気になった。

優れた能力をもち、精神的に進化した人が注目の的となった。知覚の異常な力、テレパシー能力、アインシュタインの知力が引き合いにだされた。デイヴィッドはこれらすべてが暗に彼のことを言及していると確信した。テレパシー仮説を議論している講演者が「われわれの羊飼い」というのを聞いて、デイヴィッドは自分が勇敢で堂々としたライオンにたとえられたような気がした。あるいは鷲のように高く舞い上がる直感的な存在だ。彼は神から祝福されているように感じた。

デイヴィッドの頭のまわりには後光がさしているといわれ、キリストの再臨が告げられた。彼は救世主のような気分だった。使命は貧しく困っている人々を助けることだ。特に開発途上国の人々である。彼らに人生の喜びを味わわせたい。悲しみに耐える人々を助けたい。人々が感受性豊かに思いやりをもち、理解しあい、他人を愛するようになること——彼の努力がその実現の一助となるようにと願った。

デイヴィッドの非言語コミュニケーションにたいする感受性はきわだっていた。人々の心を読むことができる。認知力が非常に発達し、やがてテレパシーと会話の区別ができなくなった。かつてないほど他人に気をそらされる。人々の非言語活動はまるで暗号のようだった。彼らの顔の表情、身振り、姿勢によって彼は感じ、考えた。

学会出席者数百人がデイヴィッドについて話している。沈黙してはいるが、彼は大いなる謎だ。もっとも、キリストの再臨に疑いを抱く懐疑論者からは批判された。デイヴィッドには自分に関する濃密なコミュニケーションが拷問《ごうもん》のように感じられた。彼に関する言葉や非言語の活動、思考が止むことを願った。

ありふれた名前の講演者がこの濃密なコミュニケーションをナチズムと呼んだ。この批判は劇的な効果をもたらし、人々は喋らず、考えもせずに消極的にすわっていた。もはや、動きや話、テレパシーでデイヴィッドとコミュニケーションをとることはない。講演者を崇拝し、きわめて暗示にかかりやすい状態だ。デイヴィッドに関する言葉や言葉以外による迫害はまるで彼が最も邪悪と考えるナチズムのようだった。自分の役割はナチズムのような心理的いじめ、残酷さの再発を阻止することだ。人間性から潜在的なナチズムを浄化することを彼は確約する。人間性を変えるにはキリストの再臨を待たなければならない。

つづく数週間、デイヴィッドは自分がキリストの生まれ変わりだと信じるようになった。自分とキリストの魂は全く同一だ。彼はキリストのように、常に、無限の存在、永遠なるものとふれあっていた。頭の周りには神との一体化をあらわす後光がさしている。今にも戦争がおきそうだがそうなれば世界はおしまいだ。戦争を阻止できるのは自分だけだとデイヴィッドは思った。すべての人類を平等に深く愛し続ければ戦争は阻止できるはずだ。

アパートから見えるパノラマのような景色の下では、多くの人が衣食住の必要と人類愛という目標を彼に訴えていた。デイヴィッドが救世主のように良き世界への変革を促進してくれることを人々は望んでいた。左翼の活動は人間の生活の体現だ。一過性ではあるが本能的ホリスティックな領域の体現。右翼の活動は物質的、理性的、分析的領域の体現だ。まるで人々の動機と目標を示すように、飛行機の航跡が空中で天秤《てんびん》座の模様を描く。左は感情的な調和を象徴する天秤座で、右のさそり座は人生にたいする分析的なアプローチを象徴している。

デイヴィッドの心に疑いが芽生えた。諜報機関に監視されているのではないか。これまでにおきた多くの特異な出来事。とくに最近の出来事について考える。心理療法でアメリカ人の悪口を言った、あの裏切りについて糾弾されているにちがいない。アメリカ人が自分を「ナチのように」卑しめていると精神科医に言ってしまったのだ。FBIに監視されているのだろうか？　テレパシーで確かめるが、地元の諜報員は捜査などしていないと言う。デイヴィッドは諜報員の心をよみとり、CIAの捜査を確信した。

CIAは精神療法で喋ったことを電子的手段で世界中に知らせた。やがて世界はCIA側とデイヴィッド側とに二分された。学会の講演者たちはすべて、自国でデイヴィッドを救世主として宣伝した。言語、非言語による攻撃はナチが行う心理的な拷問のようなものだ。多くの国々がアメリカ政府を非難した。CIAに精神的に進化した人間を調べさせたからである。そのような嫌がらせをするCIAは信仰の自由をうたった憲法修正条項（市民の権利）を侵害していると彼は思った。

彼の考えはCIAによって、ほとんどすべて盗聴されている。どこへ行こうと、眠っている時でさえ盗聴されていることがわかり始めた。彼は言葉で考えることができなくなった。息をするあいだに特殊な音のパターンが音声に順ずる動きとしてあらわれるからだ。パターンはすぐに、CIAの秘密の電子装置によって拾われ、解読される。もはや具体的な視覚イメージ以外、心のプライバシーはない。具体的なイメージは音がでないのでモニターできないからとても心地よい。言葉で考えることとは、他所から——宇宙のどこかからやってくるのだ。話しかけられているように、彼には「考え」を聞くことができた。すると、同時にあるいはしばらくしてから、それはCIAによって放送される。CIAは裏切りの告白をひきだそうとデイヴィッドを拷問した。彼の考えを声高に放送し、意見や批評を加えるCIAは、デイヴィッドが自分の心にそむいた裏切り者かどうかを知りたいだけだと主張する。だが、彼を苦しめていることにかわりはない。そのためデイヴィッドの思考の流れは混沌とした無秩序におちいる。それが再び放送され、悪循環が生まれる。デイヴィッドにとってはこのうえない苦痛だ。

自分の考えが放送されると、意識が外からコントロールされている感じだった。まるで外界にとけこんでしまったようだ。放送された考えは、しばしば、水道や空調、通り過ぎる車の音に重なって聞こえた。まるで背後でハエが飛び回っているようだ。精神と外との境界はいったいどこなのだろう？　曖昧で定かではない。

精神分裂病の特質

分裂病にかかる。いったいどのようになるのだろう。これまで述べてきた話から実態を垣間《かいま》見ることができる。この病気がおどろくほど多様な姿で出現することもわかるだろう。個人差がきわめて大きく、同じ患者でも時とともに変化する。患者個人の症状や行動が独特であることは、ある意味では精神分裂病の魅力でもある。しかし、その幅広い症状のなかに、あるテーマが浮かび上がってくる。分裂病患者すべてにこのような症状が全部出現するわけではないがほとんどの患者は、生涯のうちに、これらの症状の多くを、ある程度発症するのである。

社会的、感情的ひきこもり

分裂病の最初の発症は、通例青年期である。病気と青年期特有のふさぎこみの区別は難しい。専門家はしばしば、安心させようとして診断を間違え、親たちの心配は的中する。

分裂病はその初期において、孤独への要求の高まりとして現れる。ほとんどの人にとって、特に青年期には、時として孤独が必要だが、分裂病を発症する人の場合、これが顕著である。多くの時間を自室で過ごし、友達から遠ざかり、外界との交渉を断っていく。家族を含め、他人とかかわっても、往々にして感情的反応（専門的には「情動」と呼ばれる）がなかったり、不適切だったりする。正常なら快活な反応がかえってくる状況で、無反応、無表情である。悲しみや嘆きに対しては冷笑などの不適切な反応を示す。

昼夜のリズムの逆転もよく認められる。とりつかれたように音楽を聞いたり、コンピュータに向かったりして、夜遅くまで起きている。当然、起床時間は次第に遅くなり、最終的には睡眠と覚醒のパターンが全く逆転し、それが家族にとって憂鬱と緊張の種となる。

思考の解体

精神分裂病患者はしばしば正常人には理解できないような考え方をする。少なくとも発症初期においてはそうだ。あきらかに無関係な事象、観察や出来事のあいだに奇妙なつながりをみつける。患者にとっては理にかなったことなのだ。共感や関心をもって聞くと、その思考過程に何らかの論理性を見出すこともできよう。しかし、思考パターンはめったに単純でもなければ直接的でもない。「チェスのナイトのような動き」とでも言おうか。精神分裂病患者の思考はある方向に向かうかと思えば、突然まったく違った方向へとそれる。つながりはあるがとても希薄だ。

思考の不調とともに現れる問題は、その原因ともいえるのだが、入ってくる情報の重要性についての判断ができないことである。すべての感情が同等の重要性で知覚される。道を横切って飛ぶ鳥とむかってくる車、ニューズキャスターのネクタイの色柄と彼の読むニュースは彼らにとって同じように重要なのかもしれない。患者は、相反する情報の集中砲火をあびて、どのような行動をとればいいのかわからず混乱しているのだろう。

情報処理の過程における極端な混乱と思考の不調のために、患者は何も出来ない状態にある。一方、より穏やかな症状では、そのような「問題」が創造的な利点をもたらすこともある。少し考えてみればわかることだ。幅広い情報と経験をもつ人、問題への特異なアプローチが出来る人はきわめて創造的である。つまり「分裂病気味」であることは価値ある長所かもしれない。これについては後の章でもう一度考えてみよう。

被害妄想（作為体験）とパラノイア

多くの分裂病患者は何かに、あるいは誰かに人生をコントロールされていると思う。脳が外界の何者かによって、宇宙あるいは自国や敵国の諜報部員、テロリスト集団によってコントロールされているると思うのだ。多くの患者が盗聴装置かコントロールシステムが自宅や近隣のビル、時には自分の体内に設置されていると訴える。コントロールは通常邪悪なものとみなされ、患者自身の利益に反して、敵対するエージェントや機関の都合のいいように活動しているとみなされる。これらの妄想が大きくなり発展すると、猜疑《さいぎ》や深刻なパラノイアへといたる。他人にとってはとりたてて問題のない場所や人、それらを通じての外界からの影響に極端な反理性的恐怖がおきる。

幻覚

分裂病の古典的形態である。頭の中で声が聞こえるが、外に音はない。友好的で、啓発的、勇気づけてくれる声だ。ジャンヌ・ダルクがきいたのは、おそらくこの種の声だったろう。より一般的には、意味不明の奇妙な声がして、患者は強い恐怖を感じる。

時に患者は声と会話することができ、この交信が生活のなかで重要なものとなる。命令したり指示したりする声もある。聞き手に指図し、従わないとひどいことがおきると声はいう。殺人をおかす分裂病の患者は、この種の内なる指示によって行動するのだろう。幻視は幻聴ほど注目されないが、最近になって、一般的によくおきることがわかってきた。

宗教、哲学、信仰への興味

宗教に対する興味はそれだけでは分裂病の徴候とはいえない。しかし、家族研究の第九章でも述べるが、分裂病患者の家系にはきわめて強い宗教への関心がみられる。分裂病患者や危険因子をもつ人々の場合は、宗教や哲学への興味が、すべてを投げ出すほど極端になる。宗教や哲学への傾倒の実態は複雑で、時に信仰体系までがかかわってくる。初めは正統的な宗教哲学が、やがてより複雑で込み入った、風変わりなものへと変貌する。何人かの聖人の一生には、程度は穏やかだったが、分裂病の特徴が認められる。

敵意

分裂病患者の多くは敵対的ではないが、中には敵対的なものもいる。一般的に、敵意は妄想型分裂病患者においてみられる。この病気をよく知らない人には意外だろうが、激しい敵意は往々にして、他人より家族や友人にむけられる。特にその対象となるのが母親で、母殺しの殺人者は分裂病である場合が多い。

近親者への敵意は戦慄するほどだが、専門家、特に経験の浅い医師などからはしばしば軽視されてしまう。患者はそのような助言者にたいしては、きわめて理性的にふるまうからだ。しかし家へ帰ると、母親を恐怖で支配する。従って、常に家族の話を聞く必要がある。時に客観性に欠けることもあるが、家族の恐怖にみちた話は真実なのである。

精神分裂病は完全な形で発症すると極めて破壊的である。しかし、おだやかな症状においては、その特性があきらかに利点となる。特に芸術や科学の分野において、風変わりな思考法が創造的な活動には有利にはたらく。宗教への興味は常に人間性と切り離せないものの一つである。したがって、わずかなパラノイア傾向と反理性的な敵意は、人類生存のための価値ある特性だったのかもしれない。

分裂病の経過

分裂病患者は一人としてまったく同じ症状をしめすことはない。病気の経過も違う。しかし、ほとんどの症例において、容易に分裂病とわかる共通したパターンがみられる。

アメリカ、ヨーロッパ、オーストラリアで家族歴から分裂病になる危険率の高い子供たちについての長期的研究がおこなわれた。確証はないが、分裂病を発症する子供たちは正常に成長する子供たちといくつかの点で違っている可能性がある。危険率の高い子供はどこか引っ込み思案で、社会的関係においては社交性に劣る。スポーツは不得意で、言葉の扱いもうまくない。もちろん、このような特質を示すほとんどの子供たちは分裂病にはならない。しかし分裂病になる子供たちのほとんどが、多少風変わりで孤独である。

青年期の行動はより奇妙になる。ひきこもりがさらに進み、多くの時間を一人ですごす。宗教や哲学、コンピュータ、数学や数霊術に強い関心をいだくようになり、親しい家族と敵対するようになる。もう一度言っておくが、これは全く正常な青年にもよくあることだ。しかし、分裂病の場合、常軌を逸した敵対やひきこもりが認められる。経験豊かで注意深い臨床医や両親はそれを察知することができる。

完全な分裂症状に陥るのは、通常十五歳から三十五歳までのあいだで、青年は家を出たあとである。発症はある種のストレスによる。経済的な問題、大学生活への不適応、試験、人間関係の難しさ、この年頃の人々に影響するその他の問題などである。経験のないカウンセラーはストレスが分裂病をひきおこすという見方をするかもしれない。遅かれ早かれほぼ確実に分裂病を発症する人の場合は、ストレスにみちた生活や出来事が分裂病の出現を早め、発症のタイミングに影響を与える。ストレスが完全に除かれれば、多少、奇妙とはいえ、かなり正常に近い状態にもどることもあるだろう。しかし別のストレスがそれを再発させる危険性は常にある。

最初の分裂病発症を早めるのが薬物中毒であることも次第にわかってきた。これに関しては、大麻が特に重要である。薬物が潜在的感受性を露《あらわ》にするように思われる。大麻自体が分裂病をひきおこすことはない。大麻を吸引してもほとんどの人は分裂病にはならない。しかし危険因子をもつ人の場合、大麻によってそれが表面化し、正常との境界をこえてしまうのだ。

分裂病は女性より男性において一、二年早期に発症する傾向がある。病状は男性のほうがより深刻であることが多い。これについては、女性ホルモンであるエストロゲンの働きにも関係がある。現在これはいくつかの研究によって明らかになっている。女性ホルモンにはある程度の保護的効果もあり、オーストラリア、メルボルンの研究グループは治療にエストロゲンを使用できるか検討中である。分裂病の女性においては、エストロゲン値が高いほうが深刻な病状になる率が低いからである。

最初の発症が三十五歳をすぎる例はほとんどない。三十五歳をすぎて発症する場合は、それまでずっと変わり者と思われてきた人である。彼らの場合、家族や社会的状況が避難所としての役割を果たし、生活上の多くのストレスからのがれてきたのだ。また、発症する患者の数は多くないが、後期発症のピークもある。女性の場合は閉経直後である。更年期に経験する余分なストレスが関係していると考えられる。保護効果のあるエストロゲンが失われることも一因である。

男女を問わず老年期にもう一つのピークが現れる。これが分裂病かどうかはまだあきらかではない。神経系の退化なのかもしれない。生化学的な基準でみると分裂病の主たる形態とはちがうからである。

治療への反応

現在の分裂病治療は到底満足できるものではない。不幸なことに、非現実的な楽観的予測をたてる専門家もすくなくない。過度な楽観主義は分裂病の治療には役立たない。ほとんどすべての患者や家族は、生涯にわたり、何とか病気とおりあいをつけようとするうちに、この現実に気づく。

分裂病患者のうち継続して通常の仕事に就けるのはごく少数である。ほとんどが、病気になる前の能力には釣合わない、より簡単な仕事をしている。ノーベル賞受賞者ジョン・ナッシュは二十代でゲーム理論と経済学、数学できわだった業績をのこした。しかしその後三十年間、才能をまっとうすることはできなかった。悲劇的なことだが、分裂病は精神と人生を破壊する。患者と家族を絶望に追い込む。分裂病は非常に早期に始まり一生つづくので、癌《がん》や心臓病よりもはるかに影響は大きい。癌や心臓病はずっと目立つが、通常、人生のより遅い時期に発症し、精神を破壊することは稀だ。

分裂病の初回の発症をみた若者のうち、五人に一人が薬物療法なしで、あるいは低量の薬物投与のみで正常に近い生活をおくれるまでに回復する。しかし、がっかりするような事実もある。通常の量の薬物は、新薬であっても、かろうじて正常という程度にしか症状を改善しない。平均して症状を十五から二十パーセント減らすだけである。旧世代の薬は深刻な副作用をひきおこす。パーキンソン病や他の神経系の疾患と類似した異常な不随意運動である。当然そのような副作用は患者と家族に大変な苦痛を与える。

新世代の薬物では不随意運動の副作用はかなり少なくなっているが、過鎮静や心臓病、深刻な体重増加、糖尿病がおきる。これらは、患者個人の日常生活にとって、また、長期の健康や自尊心にとって害となりうる副作用である。新旧の薬物療法はどちらも、漠然とした身体違和感、精神不安定、苛立ち、脳のなかでの違和感をひきおこす。これを厳密に定義することは困難なので、このような不快感がいつも薬物の副作用のリストにのっているわけではない。しかし患者と話すと、これが非常に多くの人々が薬物療法をやめる理由のひとつだということがはっきりする。

従って、継続的に適切な薬物療法を続けられる見込みがあるのは、患者四人のうち一人である。そのような患者は心理的、社会的、経済的な支援をするメンタルヘルスサービスの機関と緊密に連絡できる状態になければならない。それにはストレスを減らし、大きなぶり返しを防ぐことが必要だが、それが成功するのは同時に適切な薬物療法が行われる場合のみである。他の支援サービスも薬物なしでは患者を比較的良好な状態に保つことはできない。

残り三人のうち一人は定期的に医療をうけることはないだろう。重い副作用のためである。しかし彼らもある程度支援サービスと接触をもちつづける。そのような患者は助力をうけいれ、治療さえもうけいれる。これがきちんとおこなわれれば、深刻なぶり返しにも対処できる。

残念ながら残る二人は社会から消え、「経過観察ができない」。彼らは精神科医やサービスと連絡をとりたがらない。彼らがどうなるのかは不明だ。自殺するものもいる。精神分裂病患者の一割から二割が病気の進行の過程で自殺をはかる。ホームレスやそれに近い状態になるものもいる。あるものは絶望し、家で不幸な隠遁生活をおくり、自分自身にとっても家族にとっても深い苦悩と不幸をもたらす。

これは心楽しい話とはいえない。しかし、脳内脂質の生化学について新しいことがわかり、その結果この状況が変わるかもしれないという希望が生まれた。精神分裂病をひきおこす生化学的原因についての新たな研究は分裂病と人類の起源とのおどろくべき関連性を示唆している。現存の薬物療法につきものの不快な副作用のない治療法が可能になるかもしれない。

精神分裂病の驚異的な地理的分布

ほとんどの病気は世界各地で分布に違いがある。特定の人種にはありふれた病気が他の人種にはみられないこともある。人種によって感染率がきわめて異なる病気もある。しかし分裂病はそうではない。世界の全人口において、カナダの北極圏からパタゴニア、ラップランドから喜望峰、シベリアからオーストラリアのアボリジニーにいたるまで、分裂病は同じ割合で存在する。全人口の〇・五パーセントから一・五パーセント（通常は〇・七パーセントから一パーセントのあいだ）が一生のうちに分裂病を発症する。研究により、これが精神分裂病の特徴であることがわかった。他に同じような分布率をしめす病気はない。

長年にわたり、多くの研究者たちが集めた証拠がこれを示していたのだが、一九六〇年代後半から七〇年代にかけてＷＨＯ（世界保健機関）が行った大規模な研究により、分裂病の統一的地理分布が確認された。研究計画はきわめて複雑で詳細なものだった。まず分裂病についての、すべての参加者が認める、統一定義をきめなくてはならなかった。病気を定義する診断基準についての国ごとの違いは、しばしば、精神医学における人口調査をきわめて困難なものにする。ＷＨＯの研究者たちはその罠をさけようと決意し、分裂病の定義の合意にこぎつけた。

統一定義で武装した研究者たちは人種や文化的背景の異なる十カ国へと向かった。アメリカ、コロンビア、イギリス、デンマーク、アイルランド、旧ソ連、旧チェコスロバキア、ナイジェリア、インド、日本である。各国で分裂病の病像と発生率が注意深く査定された。研究者たちはさらに個々の患者について病気の程度を測る基準も考案した。

結果は驚くべきものだった。発生率は十カ国すべてにおいて、ほぼ同じ割合だったのである。人種、政治形態、文化は主要な影響とはなりえないように思われた。肌の色、宗教、政治信条、経済状態、栄養状態にかかわりなく、すべての人々に等しく発症の可能性がある。

WHOの研究においては、分裂病の生涯にわたる病像の評価も定められた。これには病気の期間、程度、生涯にわたる病状の経過が含まれている。人種間でかなり似通った発生率が見られるというのに、その結果は意外なものだった。生涯にわたる経過は国により大きく異なっていたのである。ある国においては、分裂病は徐々に進行して悪化する、生涯つづく病気と思われていた。別の国では残酷な進行をみない一過性の病気とみなされていた。長い期間かけて発症し、ほぼ正常な状態にもどると思われていた国もある。西洋医学にとっては理解しがたいことだが、分裂病の病像が一番おだやかな国々は、最も発展の遅れた国々であった。病像の評価が最悪だったのは西洋の工業国家である。

これを説明しようと多くの試みがなされた。人種は無関係である。その他の可能性のうちで明らかなものは一つもない。政治体制や社会、家族構成、健康管理システム、経済発展の程度、どれ一つとして説得力のある理由とはならなかった。

最初の研究が終了したのち、デンマークのクリステンセン夫妻があることに気付いた。症状の改善や悪化には栄養が関係しているのではないか。彼らの最初の研究はその可能性を示唆していた。各国間の脂肪摂取量の差異が病像の差異に関係している可能性があるように思われた。不飽和脂肪酸にくらべ飽和脂肪摂取量の多い国は病像が悪く、飽和脂肪の摂取量が少ない国々は成績がよい。概して食事が、特に脂肪摂取量が分裂病に対して大きな影響を与えているように思われた。

この研究については後に述べる。このことから私は人類の進化と分裂病について考えるようになった。しかし、ここではWHOの研究からわかった二つの大きな事実に集中しよう。あらゆる人種に分裂病が存在するということは、患者の割合は世界中どこでも同じということである。

これはどういう意味を持つのか、これまでのところ考えようとした人はほとんどいなかった。詳細についての解釈は研究者によって違っていたが、重要な結論については一致してきた。分裂病は人種が分岐する前に人間にもたらされたのである。祖先アダムとイヴの時代から何世代もたたない時だ。アダムとイヴの物語をどう解釈するにせよ、われわれの祖先の何人かは分裂病だった。われわれの祖先が十五万年前から十万年前にかけてアフリカを出て人種が分岐したとき、分裂病も世界各地に伝播したのである。

では、人類に精神分裂病が出現したのはいつだろう? はっきりとはわからない。人類の起源についての知識はこれからも断片的なものでしかありえないからだ。ほとんどの証拠は失われ、取り戻すことは不可能だ。

しかし、いくらかの証拠は残っている。前にも述べたが、最も重要な証拠は現代に生きるわれわれも持っているミトコンドリア、Y染色体そして常染色体の遺伝子にある。その差異を分析し、時代によるDNAの変化率を知ることで、反対意見もあるが合意に近いものが成立しつつある。現在広くうけいれられている見方は次のようなものだ。現生人類の祖先は二十万年前から十万年前にかけて、アフリカにすんでいた。もし精神分裂病がアフリカからの人種分岐以降に人間に入り込んだものなら、現生人類のうちに精神分裂病をもたない人種がいることになる。

いつ分裂病が人類に入ったのか。すべての人類間で実際に生殖交流があった最後の時代より前ということになる。確かな年代は特定できないが、根拠のある証拠により次のように考えることができるだろう。オーストラリアの原住民アボリジニーが新大陸に到達すると、海面の水位があがり、彼らは他の人種から隔離された。彼らがオーストラリアへ到達した年代は四万年以上前にちがいない。その年代の考古学遺跡がオーストラリアにはあるからだ。最近見つかった証拠によると、一番古い年代としては約六万年前頃の遺跡もある。したがって、オーストラリアへの到達は早くても八万年前から七万年前ということになる。人類の祖先がアフリカからオーストラリアへ移動するのにかかった期間は定かではないが、一万年から二万年はかかったとみるのが妥当だろう。

従って、遅くとも約六万年前までに、一番早くて十五万年前に、すべての人種が分裂病の遺伝子を獲得したということになる。これは人類史上もっとも重要な出来事の一つであろう。大きな脳をもち、善良だが想像力にかける先行人類から、創造的だが落ち着きのない、われわれ現生人類への転換点であったのだろう。これが本当の人類創世物語なのだろうか？

8 「思うに、この国の半分は心病み、残りも正気とはいえない」

トバイアス・スモーレット（一七二一―一七七一）

心理学科の一年生は精神医学の入門書を読み終えたあと、精神分裂病とは何かときかれると、たいてい、かなり自信をもって答える。同様に、脳研究専門の脳神経学者、患者を診ない研究者はしばしば、精神分裂病はきれいで扱いやすい病気だと思っている。患者や家族に接している人、専門の同僚の行動を注意深く観察している人は、分裂病と正常、あるいは精神分裂病と他の精神疾患との厳密な違いについて、ますます確固たる考えをもてなくなる。

精神分裂病とその他の精神疾患

ロンドンのセントメアリー医学校で精神医学の教授がわれわれ学生に、正常、神経症、精神病の区別を説明しようと奮闘していた。単純化しすぎた説明だったが、それでも初心者に難しい概念を把握させる助けにはなった。神経症と精神病の区別のように、単純化しすぎた説明はどこか時代おくれだが、それなりに理解には役立つ。

　彼は言った、神経症は世間とおりあっていく上で何らかの問題をかかえているということで、患者の苦悩の程度までは理解することは無理だとしても、それがどのようなものかは、誰にでも理解できる、と。試験や就職の面接、フットボールの試合結果、公の場での発表は心配なものだ。われわれは心配がどんなものか知っている。わけもなく人とあうことを恐れ、車での旅行や学校に行く子供たちを心配する。日常のとるにたりない不安、すべてが心配でたまらない人の不安、たとえ不安の程度は違うとしても、共感することはそれほど難しくない。当の本人も大方は不合理な恐怖や不安だとわかっている。

　軽度から中程度のうつ状態についても同じだ。人生に落胆はつきものだ。今度こそと期待していた宝くじが外れる。フットボールや野球で贔屓《ひいき》のチームが負ける。待ち望んでいた昇進が駄目になる。子供の成績がひどく悪い。株で大損する。近親者や友人の病気や死で暫《しばら》く気分がおちこむ。よくあることだ。その辛さに応じて、それなりの期間、落ち込むのも無理はない。些細なできごとで気分がおちこんだり、わけもなく気分がめいる。共感できないとしても、気持ちはわかる。

　繰り返すが、われわれはすべて、多かれ少なかれ似たような経験をしている。車のドアをロックしたか、ガスレンジの火を消したかと心配する。きちんとやったはずだと確信していても、それを確かめに戻る。実際、すべての人が経験していることだ。だから、強迫神経症の人々を理解することができる。すべてについて幾度も確かめなくてはならなかったり、繰り返し手を洗ったりする、正常な人間には全く無意味に思われる儀式的行為を行う人々をばかげていると思う。だが、われわれは皆、彼らの感じていることをいくらかは理解することができる。

しかし、精神病はそんな生易しいものではない。私の教授は言った。精神病の患者が経験する感情や行為は、普通の人には想像すらできないものだ。「正常という連続体」が失われる。患者は現実との接点を失い臨床医やカウンセラーとの接触もたつ。そのような患者は自分の本当の状態を全く理解していない。

精神分裂病の特徴については前章で述べた。パラノイアや妄想、幻覚、監視され、コントロールされているという想念が起こりうる。特別な訓練をうけなければ、それを正常な人間が理解することは不可能だ。同様のことがその他の二大精神病についても言える。双極性障害（躁うつ病）と精神病性のうつ病である。

双極性障害では個人の精神状態が時の経過によって劇的に変化する。躁状態、すなわち抑制できない「高揚した状態」から正常へ、そして再びもとの躁にもどる。あるいは正常からうつ状態へ移行し、深い「うつ」の状態から正常にもどる。正常から躁状態へ、さらにうつ状態へ、そしてまたもとにもどる。これらの状態が繰り返される。まるでジェットコースターにのっているように循環するのだ。そのため、患者、世話をする人や家族は、感情的にも肉体的にも疲れ果ててしまう。躁状態はしばしば軽躁病とよばれる状態からはじまる。多くの患者はこの状態をほんとうに楽しむ。患者は自分について肯定的で、睡眠も短時間しか必要としない。エネルギーが満ちていると感じ、仕事ではよい業績をあげ、社会的にも活発である。自分は魅力的で、人生を高める人間だと思う。周りにいる人々もたいていそう思う。もっとも幸福な人とは穏やかで安定した軽躁状態にある人だろう。ごくわずかな幸運な人々である。

次第に、時として突然に、軽躁状態は暗く危険なものに変わる。睡眠の必要を感じないので、一日に十八時間から二十時間、時には二十二時間も活動する。自信から反理性的な決断をして、経済的破滅へと陥ることもすくなくない。創造性は異常なほど高まる。ときにそれがすばらしいものを生みだすこともある。ヘンデルの「メサイア」は二十八日間の「創造的な日々」のうちに書かれた。おそらく躁状態だったのだろう。創造的な気分はしばしば、薬物によってひきおこされる興奮状態のように、とるにたりないおしゃべりの噴出となってあらわれる。その状態がすぎると、当の本人が唖然とし、幻滅する。性的な高揚も極端だ。魅力的なイメージを放ち、驚くべき数のパートナーを作ったりする。しばしば避妊や性病に対する注意を怠る。他人の意見に極端にいらつき、我慢できなくなる。幻覚や妄想がおきる。どのような理性的説得にも耳をかさない。結局、奇行があらわれ、何らかの強制手段によって、入院させなくてはならないこともある。病院では通常適切な治療によりその状態を終息させることができる。

しかし、入院する前に、しばしば、患者の脳になげこまれたスイッチによって躁が終息することがある。きわめて興奮した状態で眠りにつき、数時間後深刻なうつ状態で目覚めることがあるのだ。この切り替えがいつなのか、患者にとってはもちろん、家族や世話をする者にも見当もつかない。これが双極性障害、躁うつ病とよばれる理由である。

うつ状態は躁状態なしでも循環しておきる。それは多かれ少なかれ継続し、躁状態とおなじように根深く、反理性的である。回復不能な絶望と罪悪感。すべての過去の過ちが、無分別や失敗が誇大化され、患者は自分を過度に責める。何をしても快楽を感じない。食事、飲み物、自然、美しさ、セックスにさえ快感をおぼえない。どんなものにも興味がわかない。妄想がよくおこる。

症状が極端なばあいには、精神分裂病、双極性障害、精神病性うつ病は明確に区別できる。若い精神科医は確信をもって患者を分類する。しかし、経験をつむと、そのような確信はあまりもてなくなる。多くの患者には、精神分裂病と双極性障害、あるいは精神分裂病とうつ病の両方の特徴が認められるようにみえる。これはよくあることで、一九三〇年代には早くも、第四の精神疾患、分裂情動性障害ということばが規定された。前記の二つ以上の特徴を持っていたり、三つのうちの一つには当てはまらない患者を分類するためである。

精神科医のなかにはさらに急進的なものもいる。オックスフォードのティム・クロウ、ハーバードのミン・ツァン、エディンバラのロバート・ケンデルら精神科における主導的役割を担う医師たちである。彼らは精神分裂病と双極性障害、双極性障害とうつ病をはっきり区別しようとしたが、いまだにそれは実現していない。現実の患者が明確な基準にあてはまることはめったにないので、確信をもって患者を分類することはできない。はっきりした境界をもたない、精神病の連続体のようなものがあるように思われる。研究者のなかには、ハーバードのミン・ツァンのように、精神病を発症する可能性を決定する単一の「精神疾患遺伝子」が存在するという説に疑問をなげかけるものもいる。精神病の形態を決定するその他の複数の遺伝子があり、その組み合わせによって、圧倒的に精神分裂病なのか、双極性障害か、うつ病か、そのうちの二つ、あるいは三つが混じった状態なのかがきまるというのだ。これは臨床的には理にかなった考えで、次第に支持されつつある。

双極性障害と正常とのあいだ、あるいは精神病性うつ病と正常とのあいだには心理的状態の連続性が存在する。これはあきらかなことで、反論のしようがない。たとえ精神病の極端な状態は想像できないとしても、正常な人でも、少しだけ憂鬱になったり、気分が高揚したり、多少、強迫神経症的になることがあり、それがどんなものか知っている。

しかし、「精神分裂病気味」はどうだろう。ほとんどの人にとって、それははるかに不快な考えだ。精神分裂病の思考や行動がきわめて異常であることは精神病でない者も知っている。だから、そのような状態を経験するかもしれないとは誰も認めたがらない。しかし、彼らにはよくわかっている。だから精神状態についてのアンケートの、精神分裂病的な思考や経験を示唆する質問に、紛らわしい「正常な」答えをするのだろう。

しかし、分裂病と正常との中間の状態は、正常と躁状態の中間、正常とうつ状態の中間と同様に、ごくありふれたものだ。ただ、皆それを認めたがらないだけなのだ。研究者のなかには、オックスフォード大学モードリン学寮のゴードン・クラリッジのように、そのような中間の状態についての研究に一生を費したものもいる。分裂病型人格、分裂病質（スキゾイド）、分裂病スペクトラムとよばれるものだ。言葉の厳密な意味については多くの議論があるが、本書では、それらを精神分裂病に類似した行動を描写するために、同じ意味の言葉として使用する。精神分裂病にまでは達しない行動である。精神病ではない人で、定期的に頭の中で声が聞こえるという人は多い。そのような人の団体もある。あきらかな精神症状をまえにしながら、自分は正常だと納得するための団体だ。研究者が「正常な人」から、幻聴があるという事実を引き出すには、技術と共感が必要である。

分裂病型人格の特徴については、ゴードン・クラリッジらがうまく描写している。それは穏やかなパラノイア傾向とでもいおうか。周囲の人々が自分をだまそうとしていると思いこんだり、家族、同僚、近所の住人とささいなことで喧嘩になる。宗教に通常の域をこえた強い関心を持っている。数に対して異常な執着をみせ、厳密な論理にたいしても同様である。チェス、音楽、コンピュータなど数や正確さが最も重要とされる活動に執着する。魔法にも大いに関心がある。宇宙人、妖精、UFO、奇跡や偶然などである。対人関係が苦手で、社会性に欠ける。一般的には「オタク」、「機関車番号の暗記名人《トレインスポッター》」、「退屈なやつ」といわれ「インテリ」といわれることさえある。それらのうち、精神病的と考えられるものは一つもない。しかし、些細な出来事のあとの深い悲しみが、うつ病と正常のあいだの中間状態と考えられるように、分裂病型人格やスキゾイドの思考行為は、精神分裂病と正常とのあいだの中間状態なのかもしれない。典型的な精神分裂病患者と正常な個人とはあきらかに違っているように思われる。しかし現実には、そのような二つの範疇《はんちゅう》を区切る境界を示すことはできない。正常と分裂病型人格はそれとわからないようにあいまいに溶け込んでいて、分裂病型人格も微妙に分裂病に溶け込んでいるのである。

これまでにいくつかの注意深い人口調査が行われている。アメリカのウイリアム・イートン、オランダのイム・ファン・オス、オーストラリアのジョン・マクグラスらによって行われた調査である。結果はクラリッジの見解を裏付けるものだった。調査では、幻視や妄想、その他の分裂病にみられる特徴について質問をした。分裂病患者は多くの質問に分裂病らしく答える。しかし、驚くべきことに、正常とされる人の多くが二、三の質問に分裂病的な答えを出したのだ。声が聞こえると告白し、不合理な被害妄想的な感覚、あるいは妖精の類を「信じている」と認めた。

分裂病型人格という概念にひとたび敏感になると、ほとんどの人々が以下の事実に気づくようになる。ことによると人口の十パーセントから二十パーセントにこのカテゴリーに属する何らかの特徴がみられるのではないか。分裂病型人格の人間は学問の世界、独善的な宗教、理論や主義がきわめて重要となる政党に集中的にみられる。アイザック・ニュートンはすばらしい創造的才能をもっていたが、衒学《げんがく》、怒り、パラノイア、また魔術的思考、学問的創造性が分裂病型人格の特徴である。アイザック・ニュートンはすばらしい創造的才能をもっていたが、錬金術にこり、オカルトにも関心があった。無口だが時に激しく争うこともあった。これは分裂病型人格の特徴である。分裂病型人格と考えることで、彼が分裂病なのか双極性障害なのかというきりのない議論をさけることができる。会社ではIT部門、情報部門、会計部門に分裂病型人格が殊のほか多いように思われる。否定的で悪い面もあるが、分裂病型人格は社会においてきわめて積極的な役割をはたす。行動に分裂病型人格の特徴がみられる人物で、大きな社会貢献を果たした者は非常に多い。これについては第九章で再び述べる。ニュートンだけでなくアインシュタインやカント、ファラデイ、エジソン、ベートーベンにも同様の傾向がみられた。これは分裂病型天才のうち目立った人物のほんの一部にすぎない。ことによると分裂病型人格は人類の成功に重要な役割をはたしてきたのかもしれない。

読字障害

読字障害は学習障害である。読むことと書くことに関して問題があるが、通常、その他の知的活動は正常である。ゴードン・クラリッジとともに研究していたアレックス・リチャードソンは、分裂病型人格のある興味ぶかい側面に注目した。読字障害者の多くは、もちろんすべてではないが、分裂病型人格でもあり、逆のこともいえる。分裂病の家系にはたいてい読字障害者も出現する。読字障害は分裂病型人格とおなじように、分裂病と正常との間の状態であるように思われる。

双極性障害

双極性障害の人の多くは、人生の長い期間、きわめて正常にみえる。正常から病気への移行は破壊的であり劇的であるが、彼らが精神病を発症するのは生涯のある時期に限られる。しかし、よりおだやかな病像では、気分の変わりやすさとなって現れる。これは精神病に比べ劇的ではなく、きわめてありふれたものである。発症している人は、しばしば、行動の予測がつかない気分屋とみなされる。明るく発展的、エネルギッシュで友好的であったかと思うと、塞《ふさ》ぎこんでいたり、怒りっぽかったり、人と会話することも困難な状態になる。このような人格を表現するにはまさに「循環型気質」という表現がぴったりだ。分裂病が双極性障害にわからないように溶け込んでいることがあるが、分裂病型人格と循環型気質との境界も同じように曖昧である。

まとめ

精神分裂病、双極性障害、精神病性うつ病、これらの概念を、正常との境界やそれら相互の境界を区切って定義することは困難である。極端な症例を定義することは簡単だが、多くの精神病患者あるいは正常とされている人々は、そのような極端な状態にはない。多少分裂病気味だったり、少しだけ双極性障害やうつ病の傾向があったり、分裂病型人格や循環型気質の気配があったりする。それらの境界線は必然的に一定しておらず、評価者個人の解釈次第である。行動の異常はその時々で多様な形態をとり、診断も変化する。これらの病気が遺伝的なものなら、理にかなった結論は一つしかない。精神病の遺伝子は比較的広く分布しているということだ。それは環境におけるさまざまな非遺伝子的要因、すなわち社会的要因や栄養や医療、薬物などの生物学的要因に大いに影響される。個々の精神疾患には遺伝子的なつながりがあること、そしてそれが人類の進化においてどのような役割をはたしてきたのかについては後の章で論じることにしよう。

9 「ああヴィヨン、どうしようもない物狂い、陽気なならず者、我が兄弟……」

アルジャーノン・チャールズ・スインバーン(一八三七―一九〇九)

一九五〇年代、ブルーノ・ベッテルハイムと彼の所属する心理精神医学派は、特にアメリカで崇拝ともいうべきもてはやされかたであった。世界中の「良識ある人々」や「進歩的な人々」も崇拝者の一員であった。現在では、ベッテルハイムの表向きの人格は知性と経済的詐欺行為に基づいた仮面であったことが知られている。彼は児童虐待の常習者だった可能性もある。ベッテルハイムの例はわれわれが専門家の意見を手放しでうけいれてしまうことにたいする警告である。

一九四〇年代、一九五〇年代、一九六〇年代、特にアメリカにおいて、精神医学はジグムント・フロイトやベッテルハイムのようなフロイトの知的継承者たちの有害な思想に多大な影響をうけた。自閉症など幼児期の精神病、分裂病などの成人の精神病はすべて、初期の育て方に問題があるとされた。責められるのは母親だ。「精神分裂病をひきおこす母親」という概念、子供に正常なあたたかさで接することができない「冷酷な母」という概念がひろまる。やっかいなことに、心理学や社会学の一部に、そのような見方はいまだに存在する。二十世紀半ばに逆戻りしたようだ。今日でもソーシャルワーカーや心理学者が動揺している両親に次のように言うことも珍しくない。分裂病を発症したばかりの十代の少年少女については、両親の行動が原因か、あるいはその引き金になっている、と。

「精神分裂病をひきおこす母親」という概念はまったく無意味である可能性がたかい。研究者たちがそう結論を出したのも一九五〇年代である。こうして、分裂病についての現代的知識の基礎となる一連の研究がはじまった。主要なものは三つある。

1　分裂病の「発端者」がいる家族について、精神分裂病その他の精神疾患の家系内分布
2　一卵性双生児と二卵性双生児における分裂病のパターン
3　正常な母親と分裂病の母親から生まれ、出生直後に養子にだされた子供の分裂病発症の危険率

これらの研究のほとんどは次のような手順か、それを応用して行われた。

分裂病患者をもつ家族を特定する。患者は「第一症例」あるいは「発端者」と呼ばれる。そのほかの家族構成員について、同一の病気を発症していないか、できれば数世代にわたって調べる。特に、一卵性と二卵性の双生児、発端者との関係にもとづいてグループ分けした家族に出現する病気のパターンに注目する。第一グループは両親、兄弟、子供で、発端者と半分遺伝子を共有している。第二グループは祖父母、孫、叔父、叔母、甥、姪そして従兄弟・姉妹で発端者と四分の一の遺伝子を共有している。第三グループはひ孫、曾祖父母、大叔父、大叔母などで八分の一の遺伝子を共有している。

最も明確な事実は、分裂病が家族性の病気だということである。これは家族に分裂病の遺伝子が

あるということを意味する。家族に分裂病患者がいる場合、第一グループ、第二グループ、第三グループ、それより遠い親戚でも、一般の人より分裂病にかかりやすい。発端者の一卵性双生児は二卵性双生児やほかの兄弟より危険率が高く、第一グループの家族は第二グループより、第二グループは第三グループより危険率が増す。第三グループでも一般の人より危険率は高い。

第二の事実は、分裂病が一個の遺伝子に起因するものではないということである。

一個の遺伝子が病気をひきおこす場合、どのように病気が発現するのか。これについて可能な説明は二つあるが、いずれも分裂病にはあてはまらない。第一が優性遺伝とよばれるものである。父方、母方どちらかの異常な遺伝子が病気をひきおこす。一個の遺伝子が病気をひきおこすこと、人間の遺伝子はX、Y染色体をのぞき同じ遺伝子が対になっていることから、異常な優性遺伝子が遺伝する確率は五十パーセントである。大規模な家族研究においては、一個の優性遺伝子によってひきおこされる病気は、発端者と遺伝子を二分の一共有する家族の五十パーセントに認められる。遺伝子が存在するとその人は病気になり、遺伝子がなければ病気にはならない。

一対の遺伝子によってひきおこされる、いわゆる劣性遺伝病では、病気が発症するためには、父母からの一対の遺伝子がそろって異常でなければならない。一個の異常な遺伝子があっても、もう一個の遺伝子が正常ならその異常は発現しない。父母から異常遺伝子を一個ずつ受け継ぎ、異常な遺伝子を二個対でもつと病気を発症する。父か母がそれぞれ異常な遺伝子を一個しかもたず、もう一個が正常なら父母に病気は出現しない。「劣性遺伝病」が突然あらわれるのはそのためである。しかし、両親が子供をもつとき、父母がそれぞれ異常な遺伝子を子供に伝える危険率は五十パーセントである。子供が異常な遺伝子を片親から一個ずつ、合計二個うけつぐ危険率は二十五パーセントである。よって、最初の異常な子供の兄弟が同じ病気になる可能性も二十五パーセントということになる。このような劣性遺伝病の例としてはテイザックス病と嚢胞性繊維症がある。

分裂病はあきらかに家系で遺伝する。しかし、遺伝のパターンは優性遺伝病や劣性遺伝病とは全く違う。したがって、分裂病が一個の遺伝子によってひきおこされるということはまずありえない。考えられる可能性は、分裂病を発症するには二個ないし三個以上の遺伝子が同時に存在する必要があるということだ。一個の遺伝子によってひきおこされる深刻な精神疾患がひとつだけある。極めて稀なハンチントン病（舞踏病）である。身体に制御できない動きがあらわれ、進行性の痴呆へとすすむ病である。この悲劇的な病気は一個の優性遺伝子によってひきおこされ、発端者の両親から一親等の家族は半数が発病する。有名な例としてはフォークシンガーのウッディ・ガスリーがいる。

家族研究からあきらかになった第三の事実は、分裂病はその家系にみられる唯一の精神疾患、精神障害ではないということだ。分裂病型人格はありふれたものだ。これは、分裂病型人格には分裂病発症に必要な複数の遺伝子の一部が存在する必要があるということを示唆している。このことはすでに一八六三年にアイザック・レイにより指摘されている。彼は施設に隔離されている精神病患者の親戚について研究した。親戚の多くに、患者の症状が部分的に発現することに彼は気付いた。このことは正式な研究はもちろん非公式な経験においても確認されている。分裂病患者の家系にはうつ病、双極性障害、社会病質《ソシオパス》（サイコパス）、読字障害などの学習障害、犯罪歴が予想を上回る数で出現している。

これは何を意味しているのだろう？　答えは不明だ。しかし可能な説明が二つ考えられる。第一。分裂病を発症するためには主要遺伝子がいくつか同時に存在しなくてはならない。その数は特定できないが、三個か四個と考えるのが妥当であろう。分裂病はかなり遠縁の親戚にも出現している。このことは、遺伝子が三個そろうと分裂病が発症すると考えるとかなりうまく説明できる。遺伝子二個という説、四個以上の説もデータに当てはめることは可能だ。もし三個必要だとすると、異常遺伝子を三個全部持った人が分裂病を発病する。異常遺伝子を持っていても、それが一、二個の場合は分裂病型人格やうつ病、双極性障害あるいは循環型気質、ソシオパス、学習障害、読字障害、犯罪を犯しやすい人格が出現することになる。

もちろん、家族は遺伝子以外にも多くのものを共有する。社会的環境、政治信条、食習慣等である。長年、遺伝説にかわる説得力のあるものとみなされてきたのが環境因子説である。家系にみられる分裂病などの精神疾患は、遺伝子を共有しているせいではなく、環境を共有しているためであるというもので、これも説得力のある強力な考えだ。それはなぜか。

双生児と養子についての研究

多くの研究者たち、有名なところではジョン・カールソン、セイムア・ケティ、アーヴィン・ゴッツマン、レナード・ヘストンらが一九五〇年代、六〇年代、七〇年代に精神病の発症に関する遺伝子と環境の影響、家系と養育環境の影響に気付いていた。彼らはその問題に決着をつけるため、あらたな研究法の開発を決意した。実施にあたっては確固たる決意と献身が、そして結論を出すためには冷酷さが必要であった。

古典的調査方法が二通りある。特定の双子を何組か選ぶ。そのうち一組は片親が精神分裂病である。双子の一人が分裂病を発症する確率はどれくらいか。双子には一卵性と二卵性がある。一卵性双生児はすべて同じ遺伝子をもっている。一個の卵と一個の精子が一個の受精卵（接合体）をつくるために混じり、そこから生まれたのである。普通は、受精卵が第一分割するとき、すなわち二つの細胞に分割するとき、細胞はふたつとも一つの生体の一部を形成する。しかし、時には二分割した細胞が、それぞれ一つの受精卵（接合体）として機能しはじめることがある。各々別の子供に成長するのである。従って、一卵性双生児は全く同じ遺伝子をもち、おどろくほど似ているので、初めて双子にあうと、大変まごつくことになる。私の父は若い頃、双子の姉妹の一人とつきあっていた。彼女が何か気に障ることをしたので、父はきっぱりと彼女に説教した。すると「それは妹に言って」という当惑するような答えが返ってきた。父は姉に話していたのだ。

二卵性双生児はどうか。一卵性双生児とはちがい、二個の卵が二個の精子によって受精したものである。通常、精子は同一の男性のもので、ふつうの兄弟・姉妹と同じである。ごく稀に二人の男性の精子から生まれる双生児もあり、その場合は異父兄弟・姉妹となる。しかし、ほとんどの二卵性双生児は完全な兄弟、姉妹である。二卵性双生児は全く同じ遺伝子をもっているわけではない。他の兄弟とおなじように、彼らは父母からそれぞれ不規則に混じった遺伝子をうけついでいる。二卵性双生児では共有している遺伝子は平均約五十パーセントである。これに対し、一卵性双生児は百パーセント共有している。

このような二種類の双生児を比較する準備がおこなわれた。どちらの場合も、双子は子宮内環境を共有し、家庭環境、社会的環境も共有している。しかし、一卵性ではすべての遺伝子が共有され、二卵性では半分である。もし環境のみが重要なら、双子の一方が分裂病を発症する危険率は一卵性も二卵性も同じである。もし遺伝子だけが重要なら、一卵性双生児の一方が分裂病であれば、もう一方の分裂病の危険率は百パーセントであり、二卵性の場合は十パーセントとなる。二卵性の場合は普通の兄弟姉妹と同じである。もし環境、遺伝子両方が重要なら、結果はそれら二つの中間に落ち着くことになる。

第二の方法も遺伝子の影響と環境の影響を分離する試みであるが、やり方が違う。さまざまな理由から、出生後すぐに養子にだされる子供がいる。彼らはほんの数時間、数日、数週間生母とすごしたのち、実の両親とは遺伝的関係のない家庭にひきとられる。精神病の発病がすべて遺伝子によって決定されるなら、そのような子供たちには実の両親の家系に由来する特徴があらわれるはずだ。環境が重要なら、養父母の特徴があらわれる。両方が重要なら中間となるはずである。

研究方法はわかりやすい。分裂病の母親から生まれた子供で、出生直後に精神障害の病歴のない家庭に養子にだされた子供たちを選ぶ。彼らがどうなるのかをみればよいのだ。分裂病でない母親からうまれ、出生直後あるいはしばらくして精神障害の病歴のない家庭にひきとられた子供たちについても観察する。子供たちには何がおきるのだろう。考えかたは単純だが、子供たちと家族を選びだすのは並大抵のことではない。誠意をもって彼らに接し、信頼をかちとり、信頼しうる結果を得る必要がある。しかし、研究は成功した。双生児研究と養子研究の結果はその労苦に値するものであった。

双生児研究から得られたもっとも衝撃的な事実は、一卵性双生児の一方が分裂病だからといって、もう一人も分裂病であるとはかぎらないということである。二人がともに分裂病である一卵性双生児は四十パーセントから五十パーセントである（一致）。五十パーセントから六十パーセントは一人だけが分裂病である（不一致）。

これは、遺伝子が人格、精神の健康度、精神病を総合的に決定する決定因子ではないという動かしがたい証拠である。遺伝子がそれを決定する唯一のものだとすれば、一致はほぼ百パーセントのはずだ。遺伝子をすべて共有している一卵性双生児の場合でさえ、一致するのは五十パーセントにすぎない。これは分裂病の遺伝的危険率が高い人の発症については、環境が大きく影響することを示している。

それだけではない。二卵性双生児の場合はどうだろう。異なるゲノム、遺伝情報をもってうまれ、実質的に似た環境でそだった双生児である。一方が分裂病の場合、もう片方が分裂病である危険率はどれほどだろう。環境が分裂病発症にほんとうに重要なら、危険率は普通の兄弟よりずっと高いはずだ。

再びかなり明白な結果がでた。一方が分裂病の二卵性双生児における分裂病発症の危険率は、一人が分裂病の一般の兄弟とほぼ同じ十パーセント前後である。緊密な共有環境も遺伝子的因子を超える高い危険率をもたらすことはないようだ。

ここで認められる非対称性は重要である。遺伝子的な危険率が高い場合、環境によってその危険率が低くなる可能性がある。しかし、遺伝子的な危険要因がない場合は、環境によって危険率が高まることはないということを、双生児研究は示唆している。分裂病の発症には遺伝子的要因が存在しなければならない。しかし、遺伝子の影響は環境因子によって妨げられることがよくある。

養子研究の結果はどうか。これについても結果は明白であった。分裂病でない母親から生まれ、分裂病のない家庭に養子に出された子供が分裂病になる危険率はきわめて低い。一パーセントにもみたない。分裂病の母親から生まれ、分裂病のない家庭にひきとられた子供が分裂病になる危険率は十パーセントである。分裂病の母親から生まれ、実母に育てられた子供も十パーセントの危険率である。きわめて稀なことだが、分裂病でない両親の子供が、片親が分裂病の家庭で育てられた場合はどうだろう。この場合も分裂病発症の危険率は低い。

結論は比較的わかりやすい。分裂病の遺伝子をもっていると、育つ環境が分裂病の家系かどうかに関わりなく、分裂病発症の危険率は非常に高くなる。同様に、たとえ分裂病の家系で育ったとしても、分裂病の遺伝子をもたない子供は分裂病にはならない。

遺伝子の影響は強いが、すべてではない。一卵性双生児の一方が分裂病でも、もう一人は違う場合が半数あることからもそれはわかる。

分裂病は全くの悪か

第一章で述べたように、私はこれまで何回か見知らぬ人から電話をもらった。デイヴィッド・ホロビンさんですか。精神分裂病がご専門ですね。これまでにない新型の分裂病について何かご存知ではないでしょうか。診療していらっしゃいますか。患者を診ていただけるでしょうか。秘密を守ってもらえるでしょうか。満足のいく答えを確認すると、相手は身元をあかす。著名な政治家や工場経営者、作家、芸術家、有名な貴族や知識人の家族。いつも似たような状況だ。家族のひとりが、医師たちが分裂病と呼ぶ病気になった。あらゆる手をつくしてみたが効果がない。ホロビンなら新しい考えをもち、共感をもって話をきいてくれる、そう聞いたという。「力になっていただけないでしょうか？」

分裂病研究において名を成した人はみな、同様の経験をしている。分裂病は社会のあらゆる階層の、あらゆる能力を持つ人々を冒す。しかし、偉大で善良、優秀で裕福な家系、野心的で知識のある創造的な家系にきわめて高い頻度で出現するように思われる。これは幻想だろうか。実際、何か関係があるのだろうか。

チャールズ・ダーウィンの従兄弟、フランシス・ゴールトンは裕福な知識人で、生活のために働く必要はなかった。彼は驚くほど多様な活動に参加し、そのひとつが、さまざまな病気の遺伝的特質を解明しようとするものだった。二十世紀がこの問題に関する倫理や、知的信頼性を破壊するずっと前に、ゴールトンはすでに考えはじめていたのだ。欠陥をもった人の生殖を認めなければ人間の資質は改善されるのだろうか、と。そうなれば変性疾患は確実に消滅するだろう。

ヘンリー・モーズリーは十九世紀後半のロンドンで活躍した偉大な精神科医である。彼は多くの精神疾患研究の礎を築き、鋭い観察をおこなった。ロンドンの優れた精神病院のひとつであるモーズリー病院は彼にちなんで名づけられ、今日までイギリス精神医学研究の中心となっている。

モーズリーとゴールトンは小さいが影響力のある知識人の集まりで頻繁にあっていた。モーズリーはゴールトンの意見にひかれ、長いあいだ熱心に考えた。倫理的かつ実際的見地から、精神病を減らすための優生プログラムは実現可能だろうか。

しかし最終的に彼は、精神科医としての晩年において、断固として優生プログラムに反対するようになった。理由は現実的なものだった。当時彼は権威ある一流の精神科医としてビクトリア朝の名家を診察していた。それらの名家のうち、驚くほど多くの家系が現在分裂病とよばれている疾患に冒されていた。分裂病を根絶するための優生プログラムは、大胆で創造的なビクトリア朝支配階級の名家の多くが断絶する危険を冒すことになる。それはあまりにも危険すぎるとモーズリーは結論を出した。ゴールトンも天才についての研究でこう述べている。「きわめて優秀な人物の近親者に精神に異常をきたしたものがいる。そのような例がどんなに多いかを知り、たいへん驚いている」

分裂病と双極性障害についても似たような観察がおこなわれた。ボストン郊外のマクリーン病院はアメリカで最も有名な精神病院である。十九世紀前半に設立され、ニューイングランドのほとんどの患者を診察し、詳細な記録を保存している。一九四一年にエイブラハム・マイヤソンとロザリー・ボイルによって報告書が出版された。マクリーン病院のアメリカ史上もっとも有名な家系に関する歴史を調査したものである。著名な家系、大統領、国際的に著名な哲学者、文学者、天文学から化学にいたるまで、あらゆる分野の科学者、医者、重要な発見や発展にかかわった多くの重要人物の家系がすべて、家族をマクリーン病院におくっていた。時には患者が偉業をなした当人のこともあったが、たいていは近親者である。精神に異常をきたした近親者が伝記や公式な家系図から除外されることはよくあることなので、保守的な家系の歴史にはあらわれてこない。従って、精神病の親戚をもつ偉人の数はさだかではない。

マイヤソンとボイルがこの報告書を書いたのは、優生プログラムへの熱狂が尊敬すべき知的興味だった時代の終わり頃である。それにもかかわらず、彼らは論文の冒頭でこうのべている。

「しかしながら、ここで見えてくるのは以下のような事実である。もし、ニューイングランド、いやアメリカの歴史の初期において断種手術がおこなわれていたなら、多くの重要人物やその家族がアメリカ史に登場することはなかったであろう。個人が国の発展に関与するとすれば、その結果として、国の発展そのものが変わっていた可能性がある」

ゴシップ好きはがっかりするだろうが、報告書の著者はきわめて用心深く、家族の名前はあかしていない。しかし結論はあきらかだ。

相談をうけた私自身の経験からもいえることだが、モーズリーもビクトリア朝の名家から多くの相談をうけていたことだろう。天才の家系についてのゴールトンの観察やマクリーン病院の長い歴史にみられるアメリカの名家とのかかわり、そこに、一片の真実はあるのだろうか。分裂病と双極性障害は破壊的な苦痛であるが、同時に創造性や優れた業績にも関与しているのだろうか。狂気は天才の友なのだろうか。

この見地からの詳細な研究はほとんどなかったが、なかには早い時期にこれについて記述しているものもある。それは遺伝子と環境の関係に光を当てようとする試みで、きわめて関連深い観察が行われた。特に養子研究が興味深い。レナード・ヘストンは独創的な論文でその結果を述べているのだが、それはどういうわけかめったに引用されることはなく、その意味が再考されることもなかった。

正常な母親から生まれて正常な家庭に養子にだされたもので分裂病を発症したものはいない。分裂病の母から生まれて養子にだされた子供のうち、正常な家庭で育てられて分裂病になった者は約十パーセントである。分裂病の母親から生まれ実母のもとで育てられた子供とほぼ同率である。これは分裂病に遺伝的要素があることの有力な証拠である。正常な環境で育ったとしても遺伝的要素が弱められることはない。また、分裂病の環境で育ったからといって、より悪化するというわけでもない。これがヘストンの結論である。これは繰り返し議論され、広く普及している考えだ。

この研究への言及はたいていこの辺で終わってしまうが、私にとっては、この研究の残りの部分にこそ、興味がわく。分裂病の母親からうまれた子供のうち正常な子供はどうなったのか。どのようにして正常な母から生まれた子供との比較がおこなわれたのか。

子供たちの障害について言えば、分裂病の母の子供のかかえる問題は分裂病だけではなかった。知的障害者も多かったが同時に高い知能をもつ者もいた。知能の平均は正常な母の子供とほぼ同じである。分裂病の母の子供で犯罪歴をもつものはかなり多いが、正常な母の子供で犯罪歴をもつものは一人もいない。分裂病の母の子供の多くにソシオパスあるいは人格障害がみられる。初期の研究においては分裂病の家系についてこのような観察が繰り返し述べられてきたが、特に権威のあるのがヘストンの研究である。

高知能を持つ少数の者を除き、子供の知能はかなり劣るようだ。しかし、勇気づけられるような結果もでている。ヘストンはこう述べる。分裂病患者から生まれた子供たちのうち、病気でも犯罪者でもない者のほとんどは、正常な両親の子供たちより多様で興味ぶかい人生、成功した人生を送るように思われる。彼らはより創造的で想像力がある。分裂病患者の子供たちが音楽に並外れた能力を示す率はきわめて高く、十五パーセントにものぼる。正常な母親の子供にはそのような者はいない。信仰心が強い子供も多く、正常な母親の子供は三パーセントであるのに対して十三パーセントである。彼らは日曜日にだけ教会へ行くという程度ではなく、宗教に深く哲学的な興味をいだいている。

ここで明らかになることは正常な母親からうまれた子供に比べ、分裂病の母親をもつ子供たちの病気と才能、両方の限りない広がりである。分裂病のない環境で育ったとしても同じことがいえる。分裂病の母親をもつグループには、知的障害を持ち、心を病み、素行が悪く、知りあいになるには危険になりうる者もいる。しかし同時に、賢く創造的で、機知に富み、音楽的な才能や深い信仰心を持つ者もいるのだ。人間性の明と暗。すべてが分裂病の両親からうまれた子供に、際立った形で存在しているように思われる。

アイスランド研究

第二の研究もこの結論を支持するものである。ジョン・カールソンはアイスランドの精神科医で、後にアメリカに渡ったが故国に情熱的な興味を抱きつづけた。アイスランドについて特筆すべきことは、家系記録が保存されていることと、人口が千年にわたって効果的に隔離されてきたことの二つである。このため、現世代ばかりでなく過去何世代にもわたる家族史をきわめて詳しく知ることができる。

カールソンはアイスランド人について、分裂病の遺伝研究を始めた。驚くべきことに、ごく普通の家系と比べ、芸術、政治、科学など様々な分野における優秀な家系に分裂病患者がより多く出現していた。彼はそれについて詳しく研究し、その結果を一冊の本と一連の重要な学術論文として発表した。それらはヘストンの論文同様、現在ではめったに読まれることはないが、分裂病を理解するためには重要である。

カールソンの発見はヘストンのものと類似していた。アイスランドにおける分裂病の家系には、分裂病のない家系に比べ、技術、能力に秀で、いろいろな分野で高い業績をなしとげた人々がいた。興味深いことに、分裂病患者自身についてもあらたな発見があった。分裂病を発症した人々のうちかなりの人数が学校、大学できわめて優秀な成績をあげていたのだ。しかし、残念ながら分裂病を発症してしまう。分裂病を発症する高い業績保持者たちについては、最近、フィンランドにおける別の研究によっても確認された。スカンジナビアに関する研究によれば、大学卒業者の子供は非大卒者の子供と比べ、分裂病を発症する率がほぼ二倍であることがわかった。双極性障害の家系についても、最近二つの研究がニューヨークとロンドンで行われた。その結果、両方の研究において、平均知能が一般の人々より格段に高いことがわかった。

ここで興味深い絵がうかびあがってくる。それは分裂病患者とその家族についての暗いイメージからは程遠いものである。たしかに、分裂病は人生を破壊しうる病である。分裂病患者と遺伝子を二分の一、四分の一、八分の一共有する近親者の中には、ソシオパスや犯罪者もいるが、きわめて創造的で想像力にあふれ、成功するものもいる。双極性障害の家系についても同じことが言える。分裂病と双極性障害は人間の最高の状態と最悪の状態をあわせもっているように思われる。最悪の状態を緩和する方法がわかれば、分裂病患者と双極性障害患者は世界を豊かにするために多大な貢献ができるだろう。後に明らかになることだが、これは単なる夢想ではなく、実際に現実のものとなりつつある。分裂病患者から生まれた一卵性双生児で二人とも分裂病を発症するのは半分以下である。この事実が希望を与えてくれる。精神病ではない双子の一方も同じゲノムを持っているのである。彼らはしばしば風変わりで分裂病型人格を呈するが、精神病ではなく治療もうけていない。なんらかの環境因子、あるいは因子の複合が、正常に近い生活が出来る程度にまで分裂病のゲノムの影響を緩和したのだ。

個別の事例

モーズリーは優生プログラムと精神保健について、臨床経験からある結論に達した。もっとも高い業績を達成した家系の多くに、重い精神疾患をかかえるものがいる。その頻度は一般的な家系よりはるかに高い。モーズリーのこの結論は、現代の分裂病と双極性障害についての研究やマクリーン病院の記録により実証されている。高度な業績をあげた家系には驚くほど多くの分裂病患者あるいは双極性障害患者が出ているのだ。

具体例をあげたほうが説得力があるだろう。すでに述べたが、ここで再び繰り返しておく。ジェイムズ・ジョイスの娘、アルバート・アインシュタインの息子は分裂病であった。カール・グスタフ・ユングの母もおそらく分裂病だった。哲学者ではバートランド・ラッセルの家系にも分裂病患者がいる。最近のノーベル賞受賞者の何人かも分裂病の子供を持っており、その中には現在もっとも有名な人物もいる。一九九四年の経済学賞受賞者ジョン・ナッシュも分裂病である。彼についてはシルビア・ナサーが『ビューティフル・マインド』(新潮社刊)という本を書いている。有名なノーベル賞受賞者で、もう一人分裂病患者がいるが、彼はそれを知られたくないと思っている。当然の選択だ。最近私は高い業績をあげた生物医学研究者三十人を対象にセミナーを開いた。最後に七人が私のもとにやってきて言った。親が、子供が、兄弟が、いとこが分裂病です、と。あとの二十三人については不明である。

ここから見えてくることはあきらかだ。分裂病は精神遅滞や知的な失調を伴うことが多いが、正反対の事実もある。少数ながら、きわめて高い業績をあげる、創造的な分裂病患者もいる。多くの場合、患者自身より、患者と遺伝子を二分の一、四分の一、八分の一共有する近親者も含め、分裂病の遺伝情報を一部共有している者に偉業をなす創造的人物がいるのである。

狂気と創造性との密接な関係については、シェークスピアも「物狂い、恋するもの、詩人は想像力の集約だ」と記した。十九世紀後半から二十世紀前半にかけて多くの研究者が天才の伝記を研究することによりこの問題を検討した。偉大な業績をあげた人物が分裂病であることはほとんどないが、多くはあきらかに分裂病型人格である。遺伝子を二分の一、四分の一共有する近親者が分裂病のこともある。チェーザレ・ロンブローゾ、J・F・ニスベ、ウイルヘルム・ランゲ・アイヒバウムなどの研究者が狂気と天才との関連に注目した。これらの伝記的研究についてはロバート・A・プレンキーによる要約がある。分裂病あるいは分裂病型人格の患者のリストはきわめて長い。有名な名前を少数あげるだけでその内容が推測できるだろう。音楽家ではドニゼッティ、シューマン、ベートーベン、ベルリオーズ、シューベルト、ワグナー。作家ではボードレール、ストリンドベリ、スウィフト、シェリー、ヘルダーリン、コント、ポー、ジョイス、ゴーゴリ、ハイネ、テニソン、カフカ、プルースト、ハクスレイ。哲学者では、カント、ウイトゲンシュタイン、パスカル。科学者、発明家では、アインシュタイン、ニュートン、ファラデイ、コペルニクス、リンネ、アンペール、エジソン、メンデル、ダーウイン。人類に対しもっとも高度な貢献をしたにもかかわらず分裂病型人格を発現した人々のごく一部である。名前をあげればきりがない。

これらは自身が分裂病あるいは分裂病型人格行動を示した人々である。自身は分裂病ではないが、遺伝子を二分の一、四分の一、八分の一共有する近親者が精神病を発病した人物のリストをつくることはもっと難しい。マクリーン病院の研究者たちが指摘したように、そのような親族はしばしば伝記や家系図から除外されているからだ。精神病患者のいる家系出身の高度業績達成者のリストは意外に長いはずだ。

双極性障害

双極性障害についても分裂病とほとんど同じである。研究は家族より患者本人に集中しておこなわれた。双極性障害患者はしばしば間歇《かんけつ》的に精神失調をおこす。失調と失調のあいだには偉業を達成する能力があらわれる。ナンシー・アンダーセン、ケイ・レッドフィールド・ジャミソン、アデール・ジューダらの研究により次のようなことが判明した。特に作家は、一般人に比べ、双極性障害であることが多い。作家の三割から六割が深刻な双極性障害である。双極性障害者の一般人口に対する割合が一パーセントほどであるから、劇的に多いといえよう。

創造性と双極性障害、うつ病との関係については公式の研究から信頼できる十分な証拠が得られる。ここで再び個人名をあげておこう。プレンキー、ジャブロー・ハーシュマン、ジュリアン・リーブ、ケイ・レッドフィールド・ジャミソンらの研究者たちがさまざまな出版物で公表したものである。作家、詩人ではバイロン、ブラウニング、プラース、ヘミングウエイ、コンラッド、コールリッジ、シラー、クレイン、バルザック、ディケンズ、画家、芸術家では、ラファエロ、ミケランジェロ、ヴァン・ゴッホ、音楽家ではヘンデル、ロッシーニ、チャイコフスキー、ショパンなどである。すべて有名な双極性障害者、循環型気質者の例である。

読字障害

読字障害の研究とその論文が注目されるようになったのは最近である。読字障害そのものが完全に理解されるようになったのが遅かったためでもある。ロナルド・デイヴィスが指摘したように、分裂病や双極性障害と同様に、読字障害者のリストも長くなりつつある。レオナルド・ダ・ヴィンチ、アルバート・アインシュタイン、トマス・エジソン、アレクサンダー・グラハム・ベル、ウォルト・ディズニー、ハンス・クリスチャン・アンデルセン、ウインストン・チャーチル。多くの建築家や彫刻家、何人かの成功した銀行家は読字障害である。家系にあらわれる読字障害、分裂病型人格、分裂病との関連は興味深い。

まとめ

実験的な研究や伝記から得られる証拠を検討すると、誰もが、分裂病などの精神疾患と人間の高度な業績には関係があるに違いないと納得する。同一家族、同一国民のなかに、もっとも優れた業績をあげたものと、キャロライン・ラムがバイロンを評したように、「正気を失った悪いひと、知り合うのは危険」な者がいるのである。最高の人格とみなされるものと、人間性の悪しき側面とみなされるもの。その両方が精神を病む者の家系にはみられるようだ。ジョン・ファイファー、イアン・タッタサルらはこれが人類のすばらしい創造的特徴だと強調している。十五万年前にはなかったが突然現生人類に出現した特徴。それは常に精神の不調と関連している。ことによると、われわれ人類を人間に「つくりあげた」のは精神の不調だったのではないか。

10「人生の熱病の苦しみもさり、彼は安らかに眠る」

ウイリアム・シェークスピア（一五六四―一六一六）

脂質の生化学的性質に変化がおきると、分裂病などの精神病がひきおこされるのかもしれないというのは奇異な考えではある。宇宙のなかで最も複雑で栄光にみちた輝かしいもの、人間の精神。その働きは哲学者、精神医学者、心理学者、言語学者などさまざまな学者たちによる論文の主題となってきた。分裂病患者の驚異的な想像力と不思議な思考法には複雑な源があるに違いない。それが、かなり単純な事象、脂質の生化学的性質の変化に由来するといわれれば、まさかそんなはずはないと思うだろう。しかし、ドゥギー・マウスとメンサ・マウスの例をみればそれは明らかだ。それらは脳の機能にかかわる、たった二つの遺伝子の影響を強力に例証しているからだ。遺伝子上の小さな変化がそれぞれのマウスに、人間でいえば知能指数五十にも相当する知能の向上を可能にしたのだ。いずれもリン脂質代謝が密接にかかわっている。われわれ人間をより賢く創造的に、あるいは狂気や邪悪な存在にしたのも、同じような脂質の生化学的性質に関する単純な変異なのではないか。

分裂病についての考察――臨床観察の重要性

精神分裂病が脳の問題であることは自明のことと思われている。現代における分裂病研究は、ほとんどすべて次のような前提から出発する。問題は主として頭、特に脳の神経伝達物質にある。他の側面を考慮に入れているのは分裂病の生化学的メカニズムを研究する者の〇・一パーセントにも満たない。

いつもこのような状況だったわけではない。五十年前、百年前の医者たちは病気の原因を理解しているなどという尊大な自信はもっていなかった。しかし彼らは、分裂病患者は精神のほかにも異常を抱えていることに気付いていた。弱々しく痩せている。背が高い。姿勢も違う。足取りに問題がある。原因不明の胃腸の不調がよくおきる。顔つきやひどく高いアーチ状の口蓋といった、あまり目立たない異常もある。関節炎など炎症性の病気にかかることは稀である。

「ニューイングランド・ジャーナル・オブ・メディスン」は現在もっとも権威ある医学雑誌のひとつであるが、その評価が急速にあがったのは一九三〇年代である。一九三六年にH・A・ニッセンとK・A・スペンサーの論文が掲載された。それは私の知的探求の旅において大きな役割を果たすことになる。ニッセンとスペンサーは注意深く臨床観察を行い、興味深いことに気付いた。関節炎の患者はめったに精神疾患にはならない。彼らがそのことを同僚の精神科医に話すと、分裂病患者が関節炎にかかることはまれだという。分裂病と関節炎、二つの病気が相互に排除しあうメカニズムが存在するのだろうか。彼らはこう考えた。分裂病と関節炎はどちらもストレスに対する反応である。身体は一つの方法でしか反応できない。精神疾患か関節炎という肉体的疾患のどちらか一つだけを発症し、両方発症することはない。

ニッセンやスペンサーを初めとして、多くの研究者たちが同様の臨床的、疫学的観察をおこなった。しかし、そのようなメカニズムがあるという結論はでなかった。絶対的なことはいえないが、分裂病患者はめったに関節炎にならないし、関節炎患者に分裂病はあまりみられない。分裂病の患者には、関節炎から身を守る何らかのメカニズムが働いているように思われる。

分裂病における痛みの問題

精神医学との最初の出会い、その記憶は鮮明だ。それは高窓から飛び降りた患者だった。彼は誰にも目撃されず地面に落下したあと、一人で立ち上がり一マイル歩いてバス停まで行った。その日おそく、小さな田舎町の中心部で、取り乱した様子で歩いている男が見つかった。迎えがきて、彼は病院へ連れもどされた。彼自身は苦痛を訴えはしなかったが、おきまりの身体検査を丁寧にやったところ、くるぶしを骨折していることがわかった。ひどい痛みだったはずなのに、彼は半日ちかくも痛みを感じないで歩き回ることができたのだ。

もう一人は「ニューイングランド・ジャーナル・オブ・メディスン」の投書欄に載っていた患者だ。観察力のある看護婦が入院中の分裂病患者の具合が悪そうなことに気付く。患者は何も不調をうったえず、しばらくは看護婦もそれ以上気にとめなかった。しかし数時間後、患者自身はなんともないといいはったが、まだ具合が悪そうだったので、看護婦は医者を呼んだ。詳しく診察した結果、虫垂炎破裂が疑われ、手術でそれが確認された。最も苦痛の激しい腹部症状であるにもかかわらず、患者は何も感じなかったのだ。

グウィネス・ヘミングスにプロラクチンについて尋ねられた縁で、私は英国分裂病協会の医療顧問となり、多くの家族に接した。彼らに分裂病患者の痛みについて尋ねてみると、ほとんどの家族が、患者は異常なほど痛みに強いことに気付いていた。特に重い精神症状が出ている時、それは顕著である。重い外傷はもちろん、小さな怪我でも普通の人間には苦痛である。しかし分裂病患者は痛みを感じないようだ。

関節炎の場合と同様に、これを裏付ける多くの証拠がある。ロバート・ドーキンはこれに関して統合的な論文を書いている。分裂病患者は特に精神症状の悪化時に、痛みにたいする耐性を示すものと思われる。

マラリアによる精神疾患治療

精神科医でただ一人ノーベル賞を受賞した人物がいる。一九二七年のことである。私はいつも若い精神科医たちにこう聞くことにしている。ノーベル賞を受賞した精神科医はだれか、受賞理由は何か。四十歳以下の精神科医でこれについて正確に答えられたものはまだいない。

それはオーストリアのユリウス・ワグナー・ヤウレックで、受賞理由はマラリアによる精神疾患治療を確立したことである。そう聞くと、若い精神科医たちはびっくりして、「なんて原始的なんだ」などとつぶやく。アメリカでは一九五〇年代までマラリア療法がおこなわれていたと言っても、彼らはたいてい私の言うことを信じない。

初めてこの話を聞けば、ナチ時代の恐怖話のように思うだろう。だが実際はまったくちがう。ワグナー・ヤウレックの逸話は医学史におけるもっとも果敢な物語なのだ。親身になって患者を診た、想像力豊かな医師の物語である。

十九世紀の終わり、巨大な長期精神疾患療養所を席巻していた病気が二つあった。精神分裂病と一般的には進行マヒとして知られる脳梅毒である。

梅毒をひきおこす梅毒スピロヘータはデリケートで、感染には親密な性行為が必要だ。エイズウイルス同様、初めのうちは大した害をおよぼさないようにみえる。腫《は》れや硬性下疳《げかん》があるかもしれない。ペニスにできればたしかに不快だが、往々にして女性器では気付かれずにすぎてしまう。やがてすべてが解消したように感じられ、患者は健康にもどったと思う。

しかし繊細なスピロヘータは体中を駆け巡り、何年もかかって増殖し、深刻な害を与えるようになる。スピロヘータが好んで身を隠す場所が脳である。抗生物質の発見以前、脳梅毒は人間がかかる最悪の病気だった。理由はあきらかでないが、躁状態という形で脳障害があきらかになる。誇大妄想や地位妄想などが痴呆や狂気に先だってあらわれる。精神病院の病床は、三分の一から半数がこの恐ろしい病気の患者によってしめられていた。それは必然的に死でおわるが、死ぬ前にさまざまな精神症状を呈する時期がある。その治療薬、治療法の発明は有意義なことだったにちがいない。

ワグナー・ヤウレックは脳梅毒に没頭し、あらゆる方法で研究した。注意深い臨床観察をおこない、高熱をだしている時、丹毒など感染症にかかり炎症反応がおきている時に、一部の患者の症状が緩和あるいは治癒するようにみえることに気がついた。

彼はさまざまな方法を考案した。故意に、しかも比較的安全に発熱をともなう炎症反応を起こす方法である。これは弱毒化したマラリア原虫を使用することによって達成できると気付いたワグナー・ヤウレックは、大いに不安はあったが、あえて実験を行った。熱帯を旅行した患者が比較的弱いマラリアに感染していた。ワグナー・ヤウレックは彼の血液をとり脳梅毒の患者に注射した。数日で患者にはマラリアの発熱発作がおきた。患者は次第に精神症状が改善し、ワグナー・ヤウレックは最終的に患者の脳梅毒が治癒したという結論に達した。

実験は繰り返しおこなわれ、多くの患者が治癒した。もっとも、ワグナー・ヤウレックはこの治療効果のメカニズムを理解することはなかった。それが完全に解明されたのはずっと後のことで、梅毒スピロヘータが培養できるようになってからだ。梅毒スピロヘータ（梅毒トレポネーマ）はきわめて温度に敏感な少数のバクテリアの一つである。わずかな温度上昇で死滅する。マラリア発作における数度の体温上昇で患者が死ぬことはないが、それはスピロヘータを殺すには十分である。患者はマラリアに罹《かか》ったままだが、より深刻な病気は治癒する。マラリアの発作は標準的抗マラリア療法でコントロールが可能である。

この療法は瞬く間にヨーロッパじゅうにひろまり、アメリカにも伝わった。しかし、大きな精神病院にもマラリア原虫の貯蔵庫ともいうべき慢性マラリア患者は少数しかいなかった。だが、何千人もの患者がこの治療をうけ、梅毒が治癒したのである。ワグナー・ヤウレックがノーベル賞を受賞したのは正当といえよう。マラリア療法はペニシリンが脳梅毒の最良の治療法となる一九五〇年代まで行われた。

ワグナー・ヤウレックのマラリア療法は医学史におけるもっとも劇的な出来事の一つだが、それに関連してもうひとつ興味深い話がある。彼は当然のことながら、他の精神疾患に対するマラリア療法の効果を試したいと考え、分裂病患者にマラリア療法を施した。最初は驚くべき効果があらわれた。意図的にマラリアに感染させると、数日後に最初の熱発作がおき、その後、分裂病患者の精神症状は消えたように思われた。しかし残念なことに、熱がさがると精神症状は再発した。脳梅毒の場合とはちがい長期的な改善はみられず、治癒することもなかった。高熱時には精神症状が改善するようだったが、熱がさがるとまた悪化する。何人かの医師も分裂病患者にマラリア療法を試みたが、すべて同じ結果であった。マラリアで精神分裂病を治療しようという考えは立ち消えとなった。

多くの人に歴史上のばかげた行為とみなされてきた治療法。私がそれに興味を抱くようになったのはプロラクチンとのかかわりからである。プロラクチンはホルモンの一種で、ほとんどの抗分裂病薬によりそのレベルが上昇する。われわれはプロラクチンが炎症や感染症にもかかわりのあるリン脂質の脂肪酸から遊離することを発見した。この発見とワグナー・ヤウレックの研究との間には何らかの関係があるのではないか。

私はすでに、ほとんど忘れられていたワグナー・ヤウレックの観察から知識を得ていた。分裂病の症例については五十年間、脳梅毒の症例については三十年間も忘れられていた観察である。私は分裂病患者の家族に尋ねてみた。分裂病患者がインフルエンザなどの感染症で熱をだしたとき、患者の行動に変化はなかったか。看護婦たちにも長期入院患者が感染症にかかった折に気付いたことを尋ねてみた。

結果は驚くべきものだった。家族や看護婦の話はどれも同じだった。患者は熱をだすと友好的で穏やかになり、精神症状はあまり現れない。肉体的な病気のときは他人の手助けが必要だから友好的なのだろうか？　家族のなかにはそう考えるものもいたが、実際、精神医学的に良くなったと思うものもいた。

これを裏づけるような二つの逸話がある。年配の看護婦が覚えていた患者だ。ルースという若い女性で、抗生物質や抗精神病薬ができる前のことである。彼女はひどく奇妙な精神症状を呈し、自傷を防ぐために常に監視しなくてはならなかった。ある日びっくりするほど症状が改善していた。行動は正常になり入院前の生活を思い出すほどで、家族や友人のことも普通に話した。いつもと違うことといえば、彼女が高熱をだしていたことだ。彼女は苦痛を訴えず、そのため四十八時間原因がわからなかった。ついに虫垂炎かもしれないということになった。医者の診断は正しかった。炎症をおこした虫垂は切除され、体温が正常に戻った。するとルースの症状はぶり返し、またもとの精神症状がもどったのである。

ジョンはとても優秀な青年だった。ちょっと変わっていたが、高校ではほとんどの科目で一番だった。大学一年のときが最高だった。しかし、友人や家族は次第に彼の行動に不安をいだきはじめた。二年のとき、すべてが崩壊しはじめ、彼は制御できない精神症状に陥った。三年間にわたって大都会をうろつきまわったあげくホームレスになった。犬に囲まれて暮らしていた彼は、そのうちの一匹に襲われ、抗生物質もきかない重い感染症にかかり、病院にはこばれた。感染症がおさまるのに二週間かかったが、その間、彼の精神症状はきえていた。家族との関係も復活し、過去数年におこったことについて嫌悪感を表明しさえした。

感染症を治療する抗生物質がみつかり、家族は喜んだ。彼は回復しつつある。家にもどれるだろうと思われた。しかし、恐ろしいことに肉体的な病気が回復するにつれ精神症状がもどってきたのだ。ジョンは路上生活にもどり、家族とは二度と口をきかなかった。

臨床観察の持つ意味

分裂病患者はめったに関節炎にかからない。彼らはあまり痛みを感じない。病気で熱がでると精神症状が改善する。これらにはどのような関係があるのだろう。

友人から分裂病の弟の世話について助言を請われたとき、私ははっと気付いた。患者はコレステロール値が高かった。現在のようなコレステロール低下薬があらわれるずっと前のことだ。当時、コレステロールを下げる最良のものはビタミンB複合体のニコチン酸（ナイアシン）であった。通常、ナイアシンは一日数ミリグラムしか必要ではない。その量でコレステロールは下がらない。一回数グラムを一日数回服用すると、コレステロールを低下させる効果がある。

ナイアシンの主な問題点は、その服用量でほとんどの人にひどい顔の紅潮がおきることである。服用後十五分から三十分後に上半身の皮膚がひりひりして、顔、胸、腕が紅潮する。皮膚への血流が増すためである。前もって知らされていないと、心臓の動悸や脈が激しくなる心悸亢進をともなうため、びっくりすることになる。特に分裂病患者の場合、これは懸念すべきことなので、私はあらかじめ患者に何がおきるか注意深く警告した。

ところが、意外なことに、何もおきなかったのだ。予想された紅潮はあらわれず、何もおきない。私はびっくりして理由を考えつづけないわけにはいかなかった。分裂病患者の治療に高量のナイアシンをつかっていたエイブラハム・ホッファに電話をかけた。患者がひどく紅潮することなどめったにない、彼は確信をもって答えた。

私はあのひらめきの瞬間、カチッと音を立てて謎が解けた瞬間をあざやかに覚えている。モントリオールでのことだ。すべてが凍りつく二月、すばらしい快晴の日。気温は零下二十度だった。当時勤めていた臨床研究所から、マッキンタイヤビルにあるマッギル医学図書館へと歩いていく途中だった。市街を見下ろす道から遠くにセントローレンス川が望める。凍りついた川面は太陽の光をうけきらきらと輝いていた。なぜ分裂病患者にはそれらが起きなかったのだろう。全くわからなかった。しかし、すべては一緒に説明できることだったのだ。患者が紅潮しなかったこと、苦痛を感じなかったこと、関節炎にならないこと、熱の効用、それらを結びつけるものがあったのである。

すべてはアラキドン酸とアラキドン酸から生成するプロスタグランジンに関連したことだった。プロスタグランジンは細胞内のシグナル分子である。アラキドン酸は通常、細胞膜リン脂質の二位に固定されている。しかし、さまざまな状況下で生体が正常に反応するには、アラキドン酸がリン脂質から遊離しなくてはならない。遊離したアラキドン酸が細胞の機能を適切に調節するのである。アラキドン酸の一部は、プロスタグランジンに変換される。プロスタグランジンはきわめて反応性の高い細胞のスイッチ機構で、血管を拡張し血流を速める。

患者はなぜ紅潮しなかったのか、私は突然悟った。最も可能性のある原因は、アラキドン酸に問題があったからだ。アラキドン酸そのものと、アラキドン酸からプロスタグランジンへの変換に問題があったのである。十分なアラキドン酸が遊離されなかったとすれば、あるいはそれがプロスタグランジンに変換されなかったとしたらどうだろう。これこそ患者が予測に反して紅潮しなかった説明になる。ほかの現象もこれで説明できるであろう。

人体は炎症反応をおこすことによって傷害に対抗する。アラキドン酸はそのために必要な物質である。紅潮、苦痛、腫れは外傷や感染のあとに起きる。それらはリン脂質からのアラキドン酸の遊離およびアラキドン酸のプロスタグランジンへの変換によってひきおこされる。ヒドロコルチゾンクリームのようなステロイド剤は、リン脂質からのアラキドン酸の遊離を阻害することにより抗炎症薬として機能する。非ステロイド性抗炎症薬、アスピリンやイブプロフェンなどは、アラキドン酸がプロスタグランジンへ変換されるのを阻害する。分裂病患者が関節炎にならないのは、アラキドン酸が遊離されない、あるいはアラキドン酸がプロスタグランジンに変換されないからである。分裂病患者が「正常に」苦痛に反応しないこともそれで説明がつく。身体が苦痛に反応するためには、脳と外傷の部位におけるアラキドン酸の遊離が必須なのである。

第四の臨床所見、発熱中のおどろくべき精神症状改善についてもこれで説明がつく。高熱はリン脂質からアラキドン酸を遊離させるもっとも強力な刺激なのである。発熱時には、細胞膜からアラキドン酸が遊離し、感染や他の有害物質に対して身体を守るのを助ける。しかし、アラキドン酸とその代謝物プロスタグランジンには気分を悪くする働きもある。発熱時にアスピリンとそれに関連した薬で気分がよくなるのはそのためである。

生理学的にいえば、身体のすべてのシステムが正常に機能するためには、コンスタントに低容量のアラキドン酸を遊離し、プロスタグランジン生合成をつづける必要がある。分裂病患者ではこの正常な低レベルの遊離がおこらない。あらゆる種類の身体システムが正常に機能しないのだ。脳細胞同士の交信ができない、皮膚は刺激にたいして正常に反応しない、胃腸は通常より収縮が悪い、細胞同士が自由に交信をしすぎないようにしている細胞膜はその機能を失う。これらのことが真実なら、分裂病は全身の疾患である。細胞同士の交信にかかわる何かが、ひどくではないが、少しだけおかしくなっているのだ。脳が機能するには何百万という相互交信が必要である。交信一つ一つにおきる小さな問題が全体として大きな問題をひきおこしてしまう。脳が正常に機能しなくなるのだ。脳以外の組織では、正常な反応をひきだすには、ほんの三段階か、四段階の相互交信ですむ。そのため異常は簡単にみすごされてしまう。

発熱時には何がおきているのだろう。身体が、ホルモンやアラキドン酸の遊離、そしてアラキドン酸のプロスタグランジンへの変換を刺激する物質でいっぱいになるのだ。正常な人は、これで身体が病気だと感じることになる。プロスタグランジンが過剰に生成されるからだ。これらはアスピリンなどの抗炎症薬によって部分的におさえることができる。抗炎症薬で気分がよくなるのはこのためだ。しかし分裂病患者では、常にアラキドン酸の遊離が損なわれているので、アラキドン酸の遊離を刺激することは正常な状況を作り出す手助けをすることになる。アラキドン酸とプロスタグランジンが非常に少ない分裂病患者が、正常な量のアラキドン酸とプロスタグランジンをもつことになる。正常な人が発熱したときのような量ではない。その結果、生涯のごくまれなこととして、アラキドン酸の遊離が分裂病患者の脳と身体を正常に機能させることになる。家族や友人は驚き、喜ぶが、やがて熱が下がると再び失望することになる。アラキドン酸とプロスタグランジンの量が患者の通常の値までもどると、精神症状が再発するからだ。

モントリオールでのあの瞬間、私はもう少しで分裂病の原因と治療法を発見するところだったのかもしれない。あれは錯覚だったのだろうか。

私は「プロスタグランジン欠乏症としての分裂病」という論文を書き、世界でもっとも権威ある雑誌のひとつ、「ランセット」に送った。意外にも、論文は受理され、大した騒ぎもなく予定どおり掲載された。私は期待していた。世界中の人々がそれを読み、すぐに同じ考えで研究の方向を変えるだろう。五年以内に分裂病という恐るべき病気に対するあらたな治療法ができるかもしれない。そう思った。だが、なんと浅はかだったことか。

論文とその後のさまざまな追跡調査にたいする反応はまったくなかった。私の指摘した点に興味をもつものは誰もいなかった。資金援助の申請は、公私をとわずすべての助成団体から拒絶された。学会に論文を提出するたびに却下された。採用されても発表はプログラムのおわり、ほとんどの出席者が帰ってしまったあとだ。だれも私の意見を聞きたがらず、研究資金を出してくれるものもいなかった。頭のいい変わり者、とっぴな説で皆を退屈させる異端者――私に張られたレッテルだ。

何がいけなかったのだろう。もちろん今ならわかる。この種の扱いは科学者、医者、製薬会社にとってはまったく普通のことなのだ。アルタミラの洞窟芸術が最初に発見されたとき、新しい考えは歓迎されなかった。分裂病はあきらかに脳か精神の病気なのだ。全身状態にかかわる身体疾患であるなどと言えば、ばかげたたわごとと受け取られたにちがいない。ほとんどの精神科医はワグナー・ヤウレックの研究、痛みや炎症についての研究を忘れていたか知らなかったのだ。そんなことは分裂病の脳でおきていることとは関係ないと思っていたにちがいない。

そのうえ、一般的には、分裂病の問題についてはかなり解明されていると思われていた。研究のもととなる理論的枠組みがすでにできていたのである。現在入手できる抗分裂病薬はすべて偶然に発見された。一九五〇年代初めに、注意深い臨床観察の結果発見されたものである。フランスの外科医アンリ・ラボリはそれらを術後の鎮痛剤として使っていた。しかしある患者には単なる鎮痛以上の効果があることに気付いた。彼は同僚の精神科医を説得し、分裂病患者にたいする薬の働きを観察した。結果は奇跡的だった。こうして抗精神病薬の時代がやってきた。ジャン・チュリエは啓蒙書『精神医学を変えた十年』にそのいきさつを書いている。

しかしラボリらも、薬がどのように効くのかについてはまったく理解していなかった。薬の効果にはかぎりない幅がある。どの効果が重要なのだろう。ついに、スウェーデンのアーヴィッド・カールソンが、神経伝達物質ドーパミンの働きを阻害するからではないかと提案した。大勢の研究者がこれを支持する証拠を発見した。製薬会社には筋のとおった説明が必要だったし、将来の発見につながる理論的基礎も必要だった。ドーパミンの効果を阻害することが抗精神病薬の基本である。これが圧倒的な風潮となった。当時、結論はもう手の届くところにあった。ドーパミンを遮断することが有効な治療法なら、分裂病における問題はドーパミンの過剰にちがいない。かくしてドーパミン説が支配的理論となった。

研究資金集めと新薬開発競争の熱狂のなかで、三つのことが見落とされてしまった。第一に、抗ドーパミン薬はあまり効果がない。分裂病の症状は二割軽減されるが八割は改善されずに残る。薬を使用している患者で病気以前の知的レベルにみあう仕事をしている者はいない。本当のところはあまりよくなっていないのだ。問題はドーパミン以外にもあるにちがいない。第二に、先に述べたことにも関係するが、薬の効果以外、説得力のある証拠がほとんどない。分裂病患者はドーパミン分泌に異常があるということ以外、証拠がないのだ。第三に、ドーパミン説は分裂病を完全に脳に限定した病気として扱う。分裂病が全身疾患であることを示す現象について説明することはできなかった。

リン脂質とアラキドン酸の一件は憂鬱になるほど遅々として進まなかった。それが真剣にとりあげられるまでに二十年以上かかった。私とは別に、世界中の独立心旺盛な研究者たちが観察をおこない、同じような結論にいたっている。ワグナー・ガタッツは最初マンハイムで、次にサンパウロで研究をおこない、分裂病においては、アラキドン酸に作用するホスホリパーゼが過度に活性化するということが重要なのだと確信するようになった。ピッツバーグのジェフリー・ヤオとダン・ヴァン・カンメンは分裂病患者の赤血球と脳の中のアラキドン酸が欠乏していることを実証した。ピッツバーグのジェイ・ペティグルーと、ロンドンとオンタリオで研究したピーター・ウイリアムソンは、MRIの技術を用いて治療をうけていない患者について調べ、分裂病では脳内のリン脂質代謝に異常があることを実証した。グルジアのシュクデブ・ムハージとサヘバラオ・マハディクは分裂病においてアラキドン酸の酸化率が増すことを発見した。そして私の同僚イアン・グレンはインバネスで、マルコム・ピートはシェフィールドでこれらの重要な発見を統合したのである。グレンとポーリン・ウオードはナイアシン紅潮反応を有益な診断テストにした。彼らはナイアシンの量を変えて腕の内側に塗ることにより、正確で迅速、信頼のおける、「我慢できる」テストを開発した。精神障害についての皮膚テストが可能になったのだ。現在ではアメリカ、カナダ、ポーランド、中国、インド、オーストラリアの研究者たちによって皮膚テストの有効性は確認されている。分裂病は断じて単なる脳だけの病気ではない。シェフィールドのマルコム・ピートは、分裂病において、不飽和脂肪酸の酸化が増すこと、細胞膜のアラキドン酸が減ること、そして血液中の必須脂肪酸量が低下することを示した。重要なのは、マルコム・ピートらがそれらの発見に基づいた新しい治療の先駆者となったということだ。

分裂病の生化学的欠陥を詳細に理解しようとする努力はいまだに続いている。しかし次第に、分裂病ではリン脂質の生化学に二つの重要な問題があるということが一般的に受け入れられつつある。一つまたはそれ以上のホスホリパーゼA2の酵素の活性が慢性的に高すぎるのである。これはアラキドン酸などの脂肪酸が細胞膜から常にもれている状態で、刺激にたいして、正常な細胞情報反応をしかけるための十分なアラキドン酸が残っていないことになる。第二はアラキドン酸などの脂肪酸を、リン脂質にもどしそこなっていることに関係している。問題は脂肪酸補酵素Aリガーゼという酵素グループのなかでおきているのだ。そのなかの酵素が一つ欠けるとアルポート症候群を発症する（第六章参照）。これら二つの異常の結果、脳の高度不飽和脂肪酸は酸化されやすい状態になる。そして揮発性の分解物質が息のなかに排出される。

こうして生化学的性質が解明され、治療についての新しい試みが可能となった。これらは現在つかわれている薬とはちがい、大きな副作用なしに症状を軽減することができる。理論的には、利用できる脂肪酸の増加が有効に作用するのである。脂肪酸は正常な脳におけるリン脂質の構造と機能に必要なもので、肉、骨髄、脳、卵、また水棲生物の食物連鎖にも豊富にふくまれている。脂肪酸のうち特にエイコサペンタエン酸が有望だと思われる。ホスホリパーゼA2の活性を弱め脂肪酸補酵素Aリガーゼの活性を高めるからである。後に述べるが、この新しいアプローチは少なくとも数人の患者において効果があがっている。

提案してから二十年以上たって、ようやく今、分裂病とリン脂質に関する理論が真剣に考慮されるようになった。いまだにそれを、証明されていない「くず理論」と呼ぶ評論家もいるが、世界中で二十もの研究グループが研究中である。彼らは学会発表では厚遇され、論文の要約もめったに却下されることはない。最も重要なことは、この新しいアプローチが治療法にほんとうの意味の革命をもたらしつつあるということだ。伝統主義者のなかにはそれを嫌うものもいるが、患者の力が精神科医を動かし、いたるところで新しい治療法が試みられるようになってきた。

こうして分裂病における脂肪の生化学的性質の役割を考えているうちに、全く予期せぬことだったが、私は人類の進化についてあらたな考えを抱くようになったのである。

11 「ただ結び合わせよ……」　E・M・フォースター（一八七九―一九七〇）

大きいからといって必ずしも明晰とはかぎらず、小さいからといって愚かとはいえない。男性の脳は女性よりすこし大きい。男性と女性の得手不得手には、些細ではあるが重要な違いがある。しかし、男性が女性より賢いことを実証しようという試みはこれまですべて失敗に終わっている。

歴史上の賢人デカルトの脳はきわめて小さかった。大きさは必ずしも賢さにはつながらないという別の例もある。ネアンデルタール人の脳は現生人類より大きい。しかし、彼らが残した遺物は現生人類やその直前の先行人類とくらべると、創造性、技術、知性において劣っている。自閉症の子供は正常な子供より頭が大きい傾向がある。彼らはときにすばらしい能力をみせてくれるが、その領域は極端に狭い。自閉症の子供にかかわる主な問題のひとつに、限られた活動、しばしば、まったく取るに足りない（と周囲の者には見える）活動に熱中する傾向があげられる。ある意味で彼らはコンピュータのように行動する。すばらしい計算力、情報処理技術をもっている。しかし指示が微妙に変化すると適切に反応することができない。柔軟性がなく、まわりの世界の出来事についての想像的解釈がほとんどできない。大きな脳をもっていても、それは世間とおりあっていくのに特に役立つわけではない。

脳の容量と知能の関係について銘記すべき証拠がある。水頭症の子供である。水頭症では脳中心部の、液体に満ちた空間の圧力が増す。圧力が増すと脳組織を圧迫し破壊する。幸運なことに、現在これは早期に発見することができ、外科的な治療が可能である。治療により脳は正常に発達する。しかし三十年前まではそれは不可能で、水頭症は病気の成りゆきにまかせるしかなかった。

水頭症は生きるか死ぬかどちらかの病気ではない。脳内の圧力には段階があり、脳損傷の程度にも段階がある。シェフィールドの小児科医ジョン・ローバーは多くの水頭症患者について認められる一つの事実に注目した。脳組織がごくわずかしか残っていない患者でも、脳は正常に機能していた。大学で優秀賞をとった例もあり、驚くべきことに、そのような患者が二人もいたのである。脳のスキャンにより、彼らの脳には脳組織がほとんど残っていないことがわかった。大脳皮質の重さはチンパンジーの約三分の一ほどだ。しかし、二人の青年のうち一人は、大学で数学の優秀賞をうけ、もう一人の知能も通常と同等あるいはそれより上だった。

ラルフ・ホロウエイとジョン・ローバー、ジョゼフ・レビアらがこの問題に注目した。レビアは奇抜な題の論文『精神はどれだけの脳を必要とするか』を書いている。脳組織が大量に失われた場合でも、それが人生の初期なら、正常か正常に近い機能をもつことができるかもしれない。たとえ大脳皮質の残量が大幅にチンパンジーより少ないとしても、である。

たとえ水頭症であったとしても、現代人とネアンデルタール人、自閉症患者とは違う。その違いは開放性、接続性、柔軟性にある。われわれには、一般化する能力、指示や完全に正確とはいえない情報を受けとり、それを理解するというすばらしい能力がある。われわれは犬や牛、本、りんごなどのカテゴリーをすばやく認識できる。ほとんどが互いに別のカテゴリーに属するものであっても、きわめて実質的なやり方でそれらを分類することができる。時には驚くべき方法で、全くことなったカテゴリーをむすびつけることもできる。詩、科学的発見、冗談などはすべて、予期せぬつながりに依存する。共通点のない、通常は結びつかない出来事、観察、概念をつなぐ必要がある。それはまた提示されたつながりを理解する能力にも依存している。実世界で生きるにはさほど苦労せずに、何が重要で何がそうでないかを、数多くの選択肢から選ぶ能力が必要なのである。社会的技術は、他人についての無限に幅のある微妙な事実を受け取り、処理し、統合する能力に依っている。自閉症患者はほとんどいつも、これらの領域でうまく対処することができない。人間の脳について言えば、大きいから必ずしも最高であるとはかぎらないことは確かだ。すでにみてきたように、大脳皮質がほとんど残っていなくても、驚くべき能力を発揮することもあるのだ。

しかし、それには神経組織における身体的基礎が必要である。神経細胞間の機能的接続の程度が関係してくる。これについては明白な手がかりがある。人間の脳の大きさは通常チンパンジーの三倍半であるが、神経細胞の数は二倍よりかなり少なく、実際、ある計算によれば、二割増しでしかない。現生人類の大きな脳に比例した数の神経細胞の増加がないとすれば、何か他の要素、単なる数以上の要素がそれを補わなくてはならない。もっとも可能性のある解釈は次のようなものだ。現代人の脳においては各々の神経細胞同士の機能的接続がはるかに多い。神経細胞の数と機能の不整合を説明し、われわれに人間性を与えているものは、神経細胞同士の接続なのである。

第六章ではカハルとゴルジが神経細胞の驚くべき複雑さをあきらかにしたことについてふれた。神経細胞の出入力の接続はひとつだけではない。数十でもない。各々の神経細胞の入力接続は千どころかおそらく百万をこえるだろう。情報の出力チャンネルは軸索一つかもしれないが、軸索は十、百、千、場合によっては百万回分裂し、おびただしい数のほかの細胞に情報を送る。複雑さはその程度ではすまない。神経細胞の接続は0、1で表されるデジタル方式ではなく、各々の接続機能にほとんど無限の幅がある。一つの神経細胞でおきていることはコンピュータをはるかにしのぐ複雑さだ。一千億個の神経細胞が接続し、一兆個のグリア細胞（神経細胞一個につき十個）が構造的、機能的、栄養的なサポートを神経細胞にあたえているのである。

解剖学的接続と機能的接続

現生人類の脳の驚くべき柔軟性をもっともよく説明するものは何か。類人猿や先行人類とくらべ、個々のニューロン間の機能的接続がおびただしく増加したことである。ニューロン間の機能的接続には二つの要素がある。まず一つは解剖学的接続である。二つのニューロンは樹状突起や軸索をとおした接続が可能な近さになければならない。解剖学的接続なしでは、機能的接続はおこりえないからである。

しかし、解剖学的接続だけでは不十分だ。解剖学的接続があっても、機能しないか機能が妨害されることもある。完全に機能するには効果的なメカニズムが必要なのである。神経伝達物質を放出するメカニズム、神経伝達物質によって運ばれた情報を受けるメカニズム（レセプター）、最後に情報を次のニューロンに受け渡すメカニズム、ニューロンがその機能に応じた調節をおこなうメカ

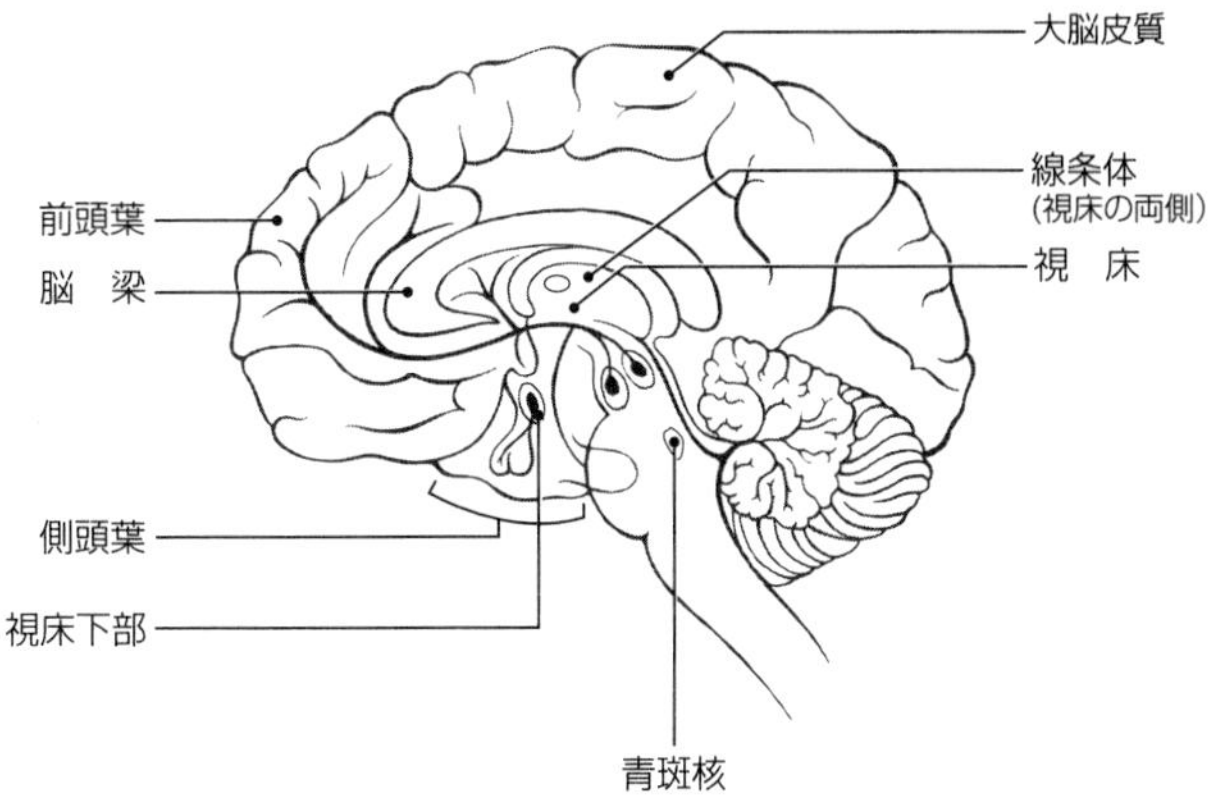
大脳皮質
線条体
(視床の両側)
前頭葉
脳　梁
視　床
側頭葉
視床下部
青斑核

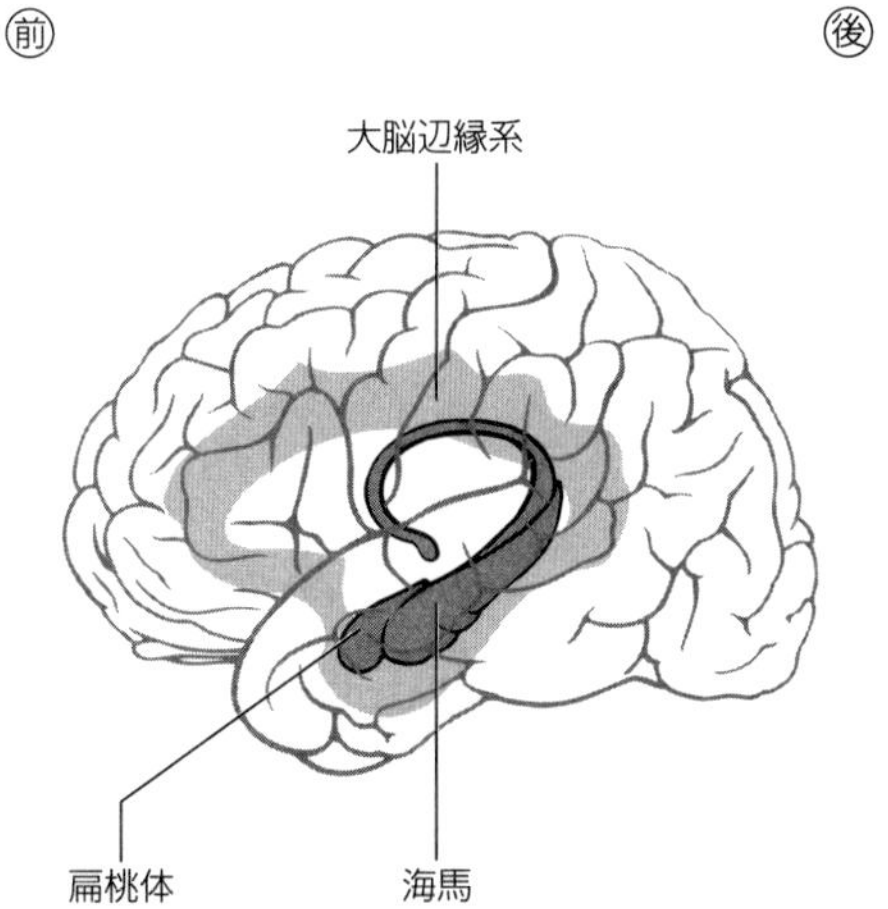
前
後
大脳辺縁系
扁桃体
海馬

ニズム。どの段階に欠陥があっても機能的接続がそこなわれることになる。たとえ一見正常な解剖学的接続が存在したとしてもである。

それだけではない。新たにわかり始めたこともある。あらゆる分野の微妙な因子が脳に影響をおよぼす。それらの因子は三つの段階それぞれにおけるニューロンの感受性を調節するのである。変化やストレスにたいする反応を制御する脳の部位、青斑核《せいはんかく》にあるニューロンのように、特定の神経終末においてしか伝達物質を放出しないものもある。神経細胞の終末は化学的伝達物質を脳全体にばらまき、ほとんどではないにしても、多くの接続システムの活動を変える。神経細胞とグリア細胞はどちらもさまざまな化学物質を放出することができる。きわめて局所的にはたらくものや、広範に作用するものもある。いずれにしても、それらはすべて脳機能を変化させることができるのだ。血液も化学物質を運ぶ。ホルモンのように体内にあるもの、アルコールや薬物など体外からの物質もある。それらも脳機能をほとんど変えてしまうことができるものだ。最後に登場するのが、今のところまだ影響がよくわかっていない神秘的な電磁波である。電磁波も脳全体に広がり、行動を変化させる。

こうしてみると、脳とコンピュータは類似点よりも違いのほうがはるかに多い。脳をコンピュータにたとえるのは、人間の脳の複雑さを表現するにはあまりに役不足である。脳を地球上でもっとも複雑なコンピュータ（コンピュータの接続は、オン、オフあるいは、0、1の切り替えだが）にしているのは、単なる接続の数ではない。スイッチそれぞれが、ほとんど無限のバリエーションをもち、スイッチの開閉の幅もほぼ無限に変化する。そう考えると脳をもっとよく理解できるだろう。脳には文字通り何千もの化学物質、すべての機能の仕方をかえてしまうことができる化学物質があふれているのである。

脳の複雑さはほとんど理解をこえている。脳について学べば学ぶほど、その複雑さは増すように思われる。ある程度の誤解を招くことを覚悟でいえば、尺度を伝えるための比喩として、世界でもっとも大きなスーパーコンピュータを想像してほしい。各々のスイッチは、0、1のデジタル式やオン、オフ方式ではなく、約十万とおりの開き具合が可能だとする。さらに、そのコンピュータ全体が千の異なった化学物質を含んだ液体にどっぷりつかっている。それぞれの化学物質がスイッチの機能を変えることができ、それぞれが時間、季節、ストレスなどさまざまな影響で変化する。これで脳の複雑さを感じとることができるだろう。

脳は非常に複雑なため、確かに、さまざまな機能がうまく働かないこともありうる。しかし驚くべきことに、ほとんどの脳において不具合はとても少ない。精神を病んでいるとみなされる人々でさえ、いつもはまったく正常かつ理性的に機能する脳をもっている。しかし、ほんの些細なことでシステムの働きがおかしくなったり混乱したりすることも確かだ。これは進歩への希望を与えてくれる事実である。分裂病のような深刻な病気でも、おかしくなっているのは生化学レベルの比較的些細なことで、正しく機能させるためには、ごく小さな変化ですむかもしれないのだ。これはあくまで問題を正確に特定できればの話である。わずかな体温上昇で精神症状が改善した例がこれを証明している。おそらく脳機能に小さな変化がおきたにちがいない。それにより数時間のうちに異常から正常に近い状態へと変わったのだ。われわれのすべきことは、体温上昇の効果を安全で恒久的な方法で真似ることである。

接続をつくる

神経細胞間のすべての接続は細胞膜のリン脂質でできている。樹状突起、軸索の枝はすべてリン脂質の管である。リン脂質を基礎建築ブロックとして使うことなくして新しい接続を作り出すことは出来ない。また古い接続をこわすこともできない。脳の極小建築物を組み立てることも再構築することもできないのだ。第六章でみたように、リン脂質の重要な成分は体内ではつくることができない必須脂肪酸とその代謝物である。アラキドン酸が手に入らないと、そしてアラキドン酸がロイコトリエンC$_4$に変換されないと脳は小さくなり、その結果死にいたる。

もちろんリン脂質には種々のタンパク質がはめこまれている。ニューロンが機能するために必要なものである。それらのタンパク質のいくつかがガイダンス（誘導）分子であり、正常な機能に必要な軸索と樹状突起の接続を確実にする。特定の精神疾患や脳神経疾患においては特定のタンパク質が異常になる。共通しているのは神経接続にきわめて密接に関与するリン脂質である。

組織学者は以下のように指摘する。生命には三つの重要な段階がある。シナプスが形成される時、再形成される時、分解する時である。このときホスホリパーゼA$_2$サイクルの酵素の活性がアラキドン酸などの脂肪酸を生合成、再利用するためにきわめて高まる。

第一段階は胎児期と乳幼児期である。その時期に脳の極小建築物はつくられ、ニューロン間のミクロの接続が初めて形成される。第二段階は思春期前後である。シナプスの先端にあるホスホリパーゼA_2サイクルの酵素の活性が再びきわめて高まる。シナプスという建築物の多くが壊され再構築される。青年は、脳が本当に再構築されるので混乱しやすいのである。第三段階が、正常な老年期、あるいは不幸にも脳の老化が加速された痴呆状態である。シナプスが再び壊れホスホリパーゼA_2サイクルの酵素の活性が高まる。もはや正常な再構築はおこなわれない。

三段階のそれぞれにおいて、リン脂質は極小の接続を構築するために重要な役割を果たす。リン脂質代謝は「ただ結び合わせよ」という命令にとって必須のものなのである。それを文句なしに証明するのがドゥギー・マウスとメンサ・マウスである（第六章参照）。ドゥギー・マウスにおいては、イオンチャネル型NMDA受容体タンパク質の増加でアラキドン酸の遊離が増え、GAP_{43}が活性化して、新しいシナプスを作り出した。メンサ・マウスにおいては、GAP_{43}が大量につくられ同じことがおきたのである。タンパク質とリン脂質、必須脂肪酸の相互作用が脳の発達全般、特に、認知力、知性、創造的機能の発達にとって重要なのである。

12 「絶え間なく回りつづける変化の車輪。この世のすべてを支配する……」

エドマンド・スペンサー（一五五二―一五九九）

一九九九年末、二千年紀の熱狂のなか、批評家は口々に変化の早さ、変化率の加速を喧伝した。学識ある社会批評家が認めるまでもなく、過去一万年、特にここ二百年間の変化率は驚くべきものだ。日常のありふれたものから知的偉業にいたるまで、生活のあらゆる面において明白な変化がおきた。交通、食料生産、工業、健康、娯楽、芸術、科学、すべてが進歩し、それはこれからも続くだろう。変化の度合いを左右するのは、言うまでもなく、落ち着きのない創造的な人間の脳だ。

過去二百年間とそれ以前とを比べてみよう。過去一万年間とそれ以前とはどう違うのだろう。われわれの文化の顕著な特徴はその移ろいやすさにある。芸術であろうと、技術、社会組織であろうと、あらゆる分野においてそれはあらわれている。知の技法、組織、衣食の習慣は常に、新しくより良いとされるものに置き換わってきた。いつもではないにせよ、変化は進歩とみなすことができる。しかし時に、その初期においては退歩とみなされることもある。特定の変化が有益かどうか、初めはわからない。確かに言えることは、過去一万年のあいだ、現生人類は飽くなき欲求をもちつづけてきたということである。それはわれわれ人類の神授ともいえる特徴であった。新しいことをしなければいけないと過度に意識してきたのだ。時として、かなり大きな変化があった。印象主義やその後継者たちによって押し付けられた自然や芸術に対するあらたな見方、世界を旅するための大量交通手段である飛行機。ペニシリンによってひらかれた新たな治療法。変化の大小にかかわりなく、われわれ人間はじっと一所《ひとところ》にとどまってはいられない。まるで変化への欲求こそがわれわれの生存条件であったかのようだ。

だが、常にそうだったわけではない。三百万年前から二百五十万年前にかけて初期人類の脳が大きくなりはじめたのだが、十万年前頃までの人類の特徴は文化的単一性と変化の遅さであった。特定の地域、たとえば東アフリカで発見された三百万年前から百五十万年前の石器、あるいは百五十万年前から五万年前までのハンドアックスを並べてみよう。十万世代にわたる時の経過にもかかわらず、いかに変化が少なく、その速度も遅かったかが良くわかる。石器やハンドアックスのデザインに多少の変化はあるものの、経過期間の長さを考えるとその程度はきわめて限られている。現在では、ほんの一、二世代のあいだにどれほど変化することか。

遅いのは変化の速度ばかりではない。地理的な多様化も遅々として進まなかった。石器とハンドアックスのデザインは各々の地域で五十万年間ほとんど変わっていない。そのうえ、場所による違いもほとんどみられない。ヨーロッパの石器とアフリカやアジアの石器、発見された経緯を知らなければ、簡単には見分けることができない。かくして再び、一万年前から現代にいたるまでの変化の速度、地理的多様性との驚くべき違いに気付くことになる。一万年前から小地域ごとに特徴のあるさまざまな文化的遺物がうまれた。数マイル四方、数年という単位で、専門家は遺物の作られた場所と年代を特定することができる。時代と場所によるさまざまな変化が、またたくまに、驚くほどの数となった。

もう一つあきらかな特徴がある。三百万年前から十万年前頃までは、どの文化にも宗教はみられなかった。しかし、一万年前から現在にいたるまで、ことによると十万年前から現在にいたるまで、ほぼすべての文化において宗教は中心的な役割をはたしている。同様に、絵画、音楽、工芸などさまざまな芸術についても、少なくとも五万年前から現在まで、ことによると十万年前から現在にいたるまで、その変化はおどろくほど大きい。それ以前の二百五十万年間とはまったく違うのである。

迅速な変化への移行

変化や革新とは無縁の先行人類が、あるとき、現生人類に変貌をとげた——迅速な変化にたいする欲求、いや必要性に支配されている現生人類に。この移行はいつおきたのか。確かなことはいえないが、限られた範囲で推測することはできる。

五十万年ほど前、脳が急に大きくなった。そのとき何かがおきたのである。当時、体形は実質的に現生人類と同じであった。石器は地理的変化も認められる複雑で技巧的なものに変わった。しかし十五万年前頃まで、少なくとも生活はきわめてゆっくりと変化していた。

十五万年前にはまだ迅速な変化を好む人間性への移行はおきていない。これはかなり確かだ。断片的にせよ、手に入るすべての証拠がそれを示している。十五万年前、われわれの祖先は宗教も芸術も持たず、あるのは最小限の技術だけだった。彼らは石器を作り、木製の道具も作った。しかし石器と木を組み合わせた道具は作っていない。骨や象牙、角も使っていない。死者を埋葬せず、自分自身や周りの環境を飾ることもなく、宗教も持たなかった。したがって、それ以前に変化がおきたとは考えられない。迅速な変化への移行について言えば、早くても十五万年前以降と考えるのが妥当だろう。

新しい思考法への移行は三万五千年前までにすでにおきていたと思われる。ジョン・ファイファーが「創造的爆発」と呼んだ時代だ。洞窟芸術はすでに洗練され、武器のデザインにみられるように技術は劇的に進歩した。洞窟芸術や多くの象徴的彫刻、死者の埋葬法が示すように、宗教と象徴はしっかりと定着した。笛などの楽器の断片も発見されている。地域ごとに文化的特徴がきわだっていることから、文化の多様性もあきらかだ。もはや、専門知識があってもアフリカの遺物とアジア、ヨーロッパのものを区別できない、というおそれはなくなった。知識があれば、製作年代や発掘場所について、妥当な推測が可能だ。

変化のない時代から迅速な変化を希求する社会へ。この移行はいつおきたのだろう。現在、かなり確信をもってその年代を特定することができる。十五万年前から三万五千年前までのあいだである。移行はほぼ確実に一つの集団のなかで始まった。人口が少ない集団の遺物が発見される可能性はきわめて低い。知識が発達し、実践されて広まり、三万五千年前の程度にまで多様化するには何年もかかる。これらのことを考慮すると、変化がおきたのは十万年前よりずっと新しいということはありそうもない。十五万年前から十万年前までの間に変化がおきたと考えるのが妥当だろう。さまざまな証拠がほぼ同じ年代を示しているからである。

アダムとイヴ

現生人類は一組のカップルから始まった。これについて聖書と遺伝子的解釈は一致する。われわれを人間につくりあげた重要な変化は、最初、あるカップルの一人の子供におきた。その年代は第二章で述べた技術をつかえば、かなり正確に推測することができる。

DNAにおける自然発生的な突然変異は、DNAの性質とその位置次第で、かなりの頻度でおきる。多くの個人について、DNAの特定の領域の違いを調べることにより、現生人類の多様性の程度を知ることができる。また、人間と類人猿の多様性を比較することもできる。これはどのDNAを選んでもできるが、特にミトコンドリアDNA、Y染色体DNA、特定の常染色体DNAが注目されている。ミトコンドリアDNAは母方から、Y染色体DNAは父方から、そのほかの常染色体DNAは、父母両方から受け継がれる。

おどろくべきことに、三つの方法でほぼ同じ結果が得られたのである。われわれは十六万年前から六万年前までのあいだに生きた一人の祖先の系統をひく。ミトコンドリアDNA、常染色体DNAの証拠が最も古い年代をしめし、Y染色体DNAは新しい年代を示した。その差についてはいまだに活発な議論がおこなわれている。父方の共通祖先は母方の共通祖先より後に出現したことになる。

DNA鑑定は伝統的な考古学的証拠とも一致する。前にも述べたが、アフリカにある、地理的に離れた二箇所、エチオピアと南アフリカの東ケープでの発見からわかったことがある。現生人類の骨格をもった人々が、十二万五千年前から十万年前にかけて高度な海洋文化を発達させていたのだ。また、東コンゴでも、現生人類の精神をもつ人々の作った、美しく彫刻された象牙の釣り針などが発見された。十万年前から九万年前のものである。発生した場所から伝播するのに必要な時間を計算すると、アフリカ人の祖先は十四万年前から十二万年前に出現したと推定される。

このようにDNA鑑定と考古学的発見の相関はかなり高い。三種類のDNAによる証拠は、人類祖先の起源がアフリカであることをしめしている。アフリカ人は他の人種に比べDNAのバリエーションが豊富である。DNAと考古学的証拠は圧倒的に、現代人の祖先がアフリカから出現したことを示している。

現生人類の直接の祖先は十四万年前から十二万年前にアフリカに生まれ、世界中に広がった。

そのほかの先史人類、ホモ・エレクトゥスやネアンデルタール人などが、十五万年前から三万年前までのあいだに棲息していたという証拠もたくさん存在する。したがって、現生人類ホモ・サピエンスの伝播はその他の種や先行人類の絶滅を伴っていたにちがいない。

われわれ現生人類に近い先行人類の絶滅はいかにしておきたのか。これは深刻な問題を提起する。進化論上は現生人類の従兄弟にあたるネアンデルタール人は単に暑さに耐えられず死に絶えたのか。それとも、われわれ現生人類が彼らを殺したのだろうか。

これについては文化的指標と遺伝子的指標を同時に検討する必要がある。知的活動において現生人類は先行人類ときわめて異なっている。最初の現生人類はおそらく十四万年前から十二万年前のあいだに出現した。イアン・タッタサル（第一章参照）はこれが決して小さな出来事ではなかったと強調している。文字通り世界が震撼するようなことがおき、人類の文化が飛躍的に前進した。そこには明らかな断絶がある。標準的な進化のメカニズムをもとにこれをどう説明するのか。環境からの圧力に適応して徐々に変化していったという理論があてはまるのだろうか。それはあまりにも特異な出来事なので、当然多くの議論を呼んだ。実際、何か他の説明が必要なのだろうか。ダーウィンとともに自然淘汰《とうた》による進化という概念の創設者であるアルフレッド・ウォーレスでさえ、そのことについては特別な説明が必要だと感じていた。

分裂病の起源

分裂病の分布には人種差がない。このことは分裂病が人種の分岐以前にすでにあったという強力な証拠である。このように考えなければ、なぜ分裂病が、オーストラリアのアボリジニーも含め、あらゆる人種において一パーセントほどの割合で存在するのか、説明することは難しい。オーストラリアのアボリジニーは特に重要な例である。ヨーロッパ人と遺伝子的な交流がなかったアボリジニーにおいても分裂病が発生していたということになるからである。

したがって、分裂病が人類にはいりこんだのは、オーストラリアのアボリジニーが他の人種から分岐する前ということになる。その年代を特定することはできないが、推測は可能だ。オーストラリア人が隣人と別れ、最初にオーストラリアに入った時である。これにはさまざまな議論がある。骨と遺物の年代特定、洞窟芸術につかわれた顔料の年代特定は確実とはいえないからである。論議を呼ぶ問題がもう一つある。オーストラリアの大型哺乳類と鳥類の絶滅の年代はいつかということだ。それらの絶滅は人間の到着によるものと考えられているからだ。アメリカなど、世界中ほとんどの地域で現生人類が到着したと同時期に、同じような絶滅がおきている。

研究がすすむにつれて、推定年代はどんどん古くなるようだ。当初、アボリジニーは早くて一万年前にオーストラリアに到着したものと考えられた。しかし、さまざまな証拠が集まるにつれ、今では五万年前ということになっている。きわめて少数だが八万年前とする専門家もいる。

分裂病の起源を特定しようとするなら、オーストラリアに人類が到達した年代に、アフリカや中近東での人種分岐にかかった時間を加える必要がある。確かな年数はわからないが、二万年より短いことはないだろう。人種分岐には五万年ほどかかったと考えれば妥当である。

このように考えると、分裂病の起源は八万年前よりも新しいことはまずありえない。妥当な年代は十四万年前というところだろう。

ここで確信をもっていえることは、十四万年前から八万年前までのあいだに、非常に興味深い出来事がおきたということだ。DNA分析によると、それは十六万年前から六万年前におきたことになる。文化的変化と芸術、宗教の出現に根拠をおくと十五万年前から八万年前、人種の分岐と分裂病の起源を考慮すると十四万年前から八万年前となる。

これらの出来事には何か関連があるのだろうか。

13 「神は誰を滅ぼしたもう？『創り』たもう？ 初めに心病める者あり」

ジェイムズ・デュポール（一六〇六―一六七九）

現生人類の文化と行動を特徴づけるものといえば、人によってあげる項目はさまざまだ。宗教的感覚、芸術的創造性、科学、技術の進歩、変化と進歩への欲求。ほとんどの人がこれらをあげる。すべて、ネアンデルタール人やホモ・エレクトゥスなどの先行人類には欠けているものだ。宗教と芸術はまったくみられず、技術は限定され、変化はきわめて遅く、ほとんど無いに等しい。長年、幾世代にもわたって、広範な地域において同じ現象がみられた。しかし、十四万年前から八万年前までのあいだに何かがおきた。それはわれわれ人類の精神を変え、宗教、芸術を生み、技術を育んだ。次第に変化は迅速になり、隣人との違いも生じた。きわめて興味深いことである。

われわれ現生人類と先行人類とを隔てる行動の特徴は何か。実際の行動を知ることはできないから確かなことはわからない。しかし、さきに要約したような特質については確信をもって答えることができる。ただ、それには暗い面も付け加えなければならない。他人に対する猜疑心、他人の動機についての疑い、他人に利用されているのではないかという懸念、それらは、われわれ現代人すべてが感じていることだ。常識と呼ばれるものから、邪悪で無分別なパラノイア、外国人恐怖症にいたるまで、それは多岐にわたる。他人を利用しようとする欲求、首位への執着、目的達成のための暴力的、非暴力的無慈悲さ。すべては、あまりにも人間的である。

猜疑心、パラノイアや外国人恐怖症へと徐々に変化してゆく感情は、他人のとるであろう行動についての現実的な評価の反映にすぎないと考えるものもいる。時に人は、さまざまな方法で他人を利用しようとする。そのような人の多くは公正さや人間性など意に介さない。利用され、痛手をうけた人々への共感もそれを止めることはできない。このように行動するものは専門的にはソシオパスあるいはサイコパスと呼ばれる。残念なことに、一般的にこれらの言葉から連想されるのは肉体的な暴力だ。「サイコキラー」といった語句が頻繁に使われるとしても驚くにはあたらない。実際、目的遂行のために理由なき暴力をふるう人は、往々にしてサイコパスである。しかし、サイコパスという概念は、本来暴力と結びつくものではなく、他人の感情や心配にたいする完全な軽蔑に関連したものなのである。軽蔑という表現は適切ではない。サイコパスにおいては他人の感情は理解できても、理解を放棄してしまうからだ。本当のサイコパスの男性は（少数ではあるが、女性も）しばしば、他人にも感情があるということを理解していないような行動をとる。たとえ理解していたとしても、共感するより利己的にそれを解釈する。

したがって、サイコパスは刑務所だけでなく、他人の感情を無視したり利用したりすることが自己の進歩に役立つような状況においても認められる。ビジネスや政治をはじめ、組織の指導者は時にサイコパスである。逆説的にいえば、慈善団体、学術団体、知的組織は特にサイコパスの指導者を生み出す傾向がある。そのような集団の礼儀正しく名誉ある一般構成員は、自分たちがあやつられているなどとは信じない。自分たちは明白なよい動機に基づいて働いているのであって、あやつられてなどいないと思っているからである。

興味深いことに、真の民主的コントロールが機能している組織や機構においては、「ならず者をおいだす」という自浄能力があり、サイコパスの者が長い間トップの座にとどまることはできない。他人の欲求や願望にたいする共感の欠如と、あからさまな利己主義が行き過ぎて嫌悪感を生むからである。彼は(一般的には男性である)まちがいなく、かなり短期間のうちに大きな損害を与える可能性がある。

民主的コントロールが弱い組織においては(企業と慈善団体がこれにあたる)サイコパスの人間がトップに達し、長い間その場にとどまることもできる。時にはその過程で計り知れない損害を与える。民主主義を支持する見方をすれば、サイコパスの指導者は最終的には自浄作用により追放される。民主的コントロールがないと権力は制限をうけない。そのため、合法、非合法の解雇や殺人を無慈悲に実行することが可能となり、サイコパスの人間が指導者になることが一般化する。最悪の場合、何年も権力の座にとどまることになる。これが標準的な歴史である。サイコパスの家系が権力を握り、きわめて無慈悲なやり方でそれを維持してきた。この事実を無視して歴史を読むことはできない。

もちろん初期の現生人類がサイコパスだったと確信をもって言えるわけではない。しかし、残念ながら、かなり説得力のある証拠がある。初期の人間社会については聖書の物語がよい例である。すべての文化、バビロニア、エジプト、インドの歴史をみても、その初期においては同じようなことがおきている。指導者たちは無慈悲な行ないで権力を獲得し、組織的にライバルを滅ぼすことによってそれを維持した。社会をパラノイア的、外国人恐怖症的な方法で組織化したのである。神によって選ばれなかった人々、よそ者に対しては人間以下の扱いが行なわれた。他の社会に属する人々を「神の前で八つ裂きにする」ことが、正当なこととして許されたのである。

このような行為も、先行人類の特徴だったのだろうか。それはわからない。しかし、そうではなかったことを示す手がかりがいくつかある。チンパンジーも凶暴で戦闘的になることはあるが、残忍にはなりきれないようだ。現生人類に特徴的な計画的、組織的破壊活動はチンパンジーにはできない。もっとも、ジェイン・グドールがタンザニアのゴンベでみたチンパンジーの群れの行為は民族浄化に近いものである。直視するに堪えない、説得力のある仮説も考えうる。現生人類が、遭遇した大型哺乳類とアフリカ、ヨーロッパ、アジアに広く分布していた直近の先行人類、ホモ・エレクトゥスを絶滅させたという可能性だ。

十五万年前、ホモ・エレクトゥスとその亜種、それに続くネアンデルタール人のような先行人類は近接した大陸と到達可能な近くの島に棲息していた。彼らの遺骸は、北ヨーロッパから喜望峰、西アフリカからイベリア半島、ジャワにいたるまで、かなり広い地域で発見されている。三万年前までに彼らはすべて死に絶えた。かわって出現したのが、少し小さいがきわめて発達した脳をもった現生人類ホモ・サピエンスである。先行人類はなぜ姿を消してしまったのだろう？　それはアフリカ以外のすべての地域で大型哺乳類が消えたことに関係があるのだろうか？

ホモ・エレクトゥス、ネアンデルタール人、巨大哺乳類、そして鳥類の絶滅についてはあたりさわりのない説明が多い。気候が激変したせいだという。もっと過酷な気候の変化を生き抜き、百万年間生きつづけた人類が適応できないほどの変化だったというのだろうか。あるいは、ホモ・サピエンスが世界の資源を効果的に利用しすぎたため、ホモ・エレクトゥスと大型哺乳動物には何も残らなかったのかもしれない。絶滅は飢餓と資源のかたよった配分のためだったのだろうか。ことによると、彼らはわれわれホモ・サピエンスに殺されたのではないか。古代イスラエル人が、ジンギスカーンが、二十世紀のヨーロッパ人が、アフリカ人やアジア人が、敵を殺したように。残念なことに、私にはこのもっとも単純な仮説こそが正解のように思われる。われわれホモ・サピエンスが彼らを殺したのである。現生人類には彼らからのDNAが全くない。それを説明するためにはわれわれが彼らを殺したと考えるしかない。

分裂病と双極性障害の家系

第九章では分裂病と双極性障害の家系の特徴についてのべた。そのような家系においても、多くのものは礼儀ただしく、一般の人々とくらべて、とくに能力が高いとか素行が悪いということはない。しかし、特別な人々も意外に多い。彼らは音楽に強い関心をもち、才能もある。宗教に魅了されて人生を捧げたり、きわめて想像力ゆたかで興味深い人生をおくる。芸術的、技術的、科学的、政治的、商業的な創造性を持った、学問、政治、商業などあらゆる分野において多大な貢献をなし得る人々である。分裂病のほか、双極性障害、読字障害、うつ病もふくめると、それらの家系の業績の達成度は精神病の患者がいない家系とくらべ、驚くべきものがある。

しかし、専門的には無視するのが流行で、大衆紙のぞっとするような記事以外に載ることはない暗い側面もある。この問題に関する家族研究はすべて、パラノイアや分裂病の家系には一般の家系に比べ犯罪が多いと指摘する。分裂病患者が健常人より暴力的であるということは事実ではないが、危険が増すこと、分裂病患者が暴力的になるとき、奇矯なやり方をとることがあるのも事実だ。それで大衆紙の見出しになるのだ。分裂病患者は家族以外のものにも対立的だが、特に家族についてそれは顕著である。すでに書いたように、母親殺しについて最初に分裂病を疑うのも案外、的外れとはいえない。

分裂病患者とその家族の特徴を現生人類の特徴と比較すると、あきらかな類似点がある。宗教、芸術、科学的創造性、技術的創造性、暴力、サイコパス、これらはすべて先行人類にはなく現生人類のみに認められる特徴だが、凝縮した形で分裂病の家系においてもみられる。だとすれば、分裂病を生んだ遺伝子的変異が現生人類をもうみだしたのだろうか。

それについて確かな答えをだすことはできない。しかし、興味深いシナリオを創作することはできる。ここで心にとめておかなければならない重要なことがいくつかある。分裂病は十万年前にはもっと穏やかな病像だっただろうということだ。クリステンセン夫妻が指摘しているように、今日でも、飽和脂肪酸の摂取量が少なく、脳に必要な必須脂肪酸の摂取量が多い開発途上国の場合、分裂病の病像はより穏やかである。すでにみてきたように、十万年前、飽和脂肪酸の摂取量はまちがいなく少なかった。肉、臓器、骨髄、昆虫、地虫などを中心にした食事に含まれる脂肪の多くは、特に食用となる生物が海洋や淡水にすむものである場合は、必須脂肪酸であった。このような食事は分裂病を特徴づける生化学的変異の影響を大幅に弱めたことだろう。遺伝子的に分裂病の素因を持った人々も、病気の気配がある程度で、おそらく深刻な症状ではなかっただろう。今日の分裂病型人格のようなもの、あるいは分裂病患者からうまれた、精神分裂症状のあらわれない一卵性双生児のようだったのかもしれない。風変わりだが症状の出現はない状態である。

十四万年前から八万年前までのあいだに何がおきたのか想像してみよう。分裂病を特徴づける遺伝子的変異をもった家族がはじめてあらわれる。その家族は東アフリカのどこか、サバンナにかこまれた水辺に住む三十人から百人程度の部族の一員だった。部族のテリトリーは他の部族のテリトリーと接していて、ときどき交流があった。部族同士が社交や取引のために集まることもあった。何千年もほとんど変化しない社会である。

しかし、何かがおきようとしていた。やがてくる次の十万年の歴史を劇的にかえることになる出来事である。一組の夫婦がそれぞれ分裂病の遺伝子をいくつか持つことになった。複数個がそろうと分裂病を発病する遺伝子である。そして、夫婦の子供の一人にも一つの突然変異がおきる。それは親からの遺伝情報を反映して、分裂病のゲノム（遺伝情報）をもつ最初の人間をつくりだす遺伝子の変異であった。彼あるいは彼女は近接した水辺からの食物をたべていたので、症状は穏やかで、あまり奇妙な行動をとることはなかった。しかし、普通とはどこか違っていた。孤独、環境への認識、物事に対する不満。おそらくそのような独特の性質が生殖の成功につながったのだろう。あるいは少なくとも、生殖をさまたげることはなかったのだろう。三世代、四世代たつうちに、最初の分裂病患者には十人から二十人の子孫がうまれた。

その頃までに、その家系が特別だということがはっきりする。家族のひとりは孤独を好み、灌木《かんぼく》の茂みをさまようううちに「声」を聞きはじめる。聞いたことについて考えているうち、見えない他者の存在に気付く。他の生命にやどる、おそらくはすべてのものの上にたつ存在、人間やほかの生物の命を導く大いなる存在は彼をとおして話すことを選んだ。こうして最初のシャーマンが誕生する。彼は司祭となり、組織化された宗教が始まった。

もう一人の家族は、サバンナや川辺を歩いているとき、草や葦のなかには他より丈夫なものがあることに気付く。ある日、ぼんやりと草で遊んでいた彼女は、それを編んでロープや布がつくれることを発見する。このようにして、籠やロープ、衣類など、生活に役立つものをつくるため、植物繊維が利用されるようになった。

瓢箪《ひょうたん》を使って水をくんでいた娘は、模様をきざむと瓢箪はもっと魅力的になると思った。彼女は家族の瓢箪をすべて装飾し、やがて日用品に静物画を描くようになる。彼女と夢見がちな兄はともに活動し、象徴的な芸術と宗教がはじまった。

別の兄弟は技術に興味があり、大きな動物の皮を刺し通すためには、投げ槍では貧弱だと気づく。棒を火で硬くしても、投げ槍で獲物をたおすには、至近距離から投げるか、運良く目などの弱いところにあてなければならなかった。手で持ち、皮をそぐための切れ味のいい刃を棒の先端に固定できれば武器としては改善される。武器に興味のある兄は織物に興味のある妹に話し、二人は協力して鋭利にとがれた石刃を槍の先にむすびつける方法を考え出す。狩はより安全になり、成功率も大いにたかまった。食料供給が増し、集団の人口も増えた。

やがて一人の人物が出現する。これはほぼ確実に男性である。彼は隣接する他の部族に恨みを抱くようになる。人口の増えた自分の部族に必要な獲物をとられたためである。隣接する部族を殺さなければならない。安全にそれを遂行するために、技術的にすぐれた新しい武器をつかおう。彼は計画を話し、支持を取り付け始めた。兄弟の一人と母親は反対した。殺すより友情と協力を求めるべきだという。彼は激怒し内部の反対者を除くため母と兄弟を殺す。部族は皆恐れをなした。彼は偵察をおくり隣の部族の居場所をつきとめ、夜明けの急襲を計画した。部族の男たちはみな新しい武器で武装していた。寝起きをおそわれた隣の部族は、槍の雨にみまわれ壊滅した。多くの男たちが負傷し、生き残った敵は少しの抵抗の後に殺されてしまった。攻撃した部族は新しく大きなテリトリーを獲得し、そこで狩ができるようになった。

もちろん、これは大まかな想像にすぎないが説得力はある。分裂病の家系がどのようにして部族の支配階級となったのか。宗教を司るシャーマニズムの司祭、集団の希望を表現する芸術家、祝祭のための音楽家、より良い武器や生活用品、道具を作るための技術者がどのようにして生れたのか。集団を支配し、他を滅ぼすサイコパスの男性はどのようにして出現したのか。この想像はそれを示唆してくれる。彼らは後世のメディチ家など、政治的宗教的指導者を生んだ支配階級の家族の原型である。あるいは芸術、技術に秀でた人々を生んだ家系の原型である。このようにしてわれわれの世界はホモ・サピエンスのものとなった。すべての栄光、すべての恐怖はひとつの源、リン脂質代謝における小さな変異から発したのである。それは脳の接続を変化させ、芸術家、司祭、技術者そして王をうみだすこととなった。

これを証明することができるか

明確な答えをだすことはできない。しかし、これが絵空事か事実に基づいたものなのかは検証されつつある。実際にその社会で何がおきたのかは永遠に謎だ。しかし、数年以内にわれわれは、正常な人間、分裂病患者とその家族、チンパンジーなどの類人猿のゲノム構造や、分裂病家系の生化学的特質をより詳しく知ることになるだろう。きわめて有意義なことだ。厳密にどの遺伝子が人間と類人猿との違いにかかわっているのか。それらの遺伝子と精神病をひきおこす潜在力をもつ遺伝子のあいだにはどのような関係があるのか、知ることができるのである。

遅くとも二十年以内に、どの遺伝子がわれわれを「人間」にしているのかが解明されるだろう。それらのヒトをヒトたらしめる遺伝子は、分裂病を発症させる遺伝子とどのような関係があるのか。われわれを人間につくりあげたもの、われわれに栄光と恐怖、喜びと絶望をあたえたものは分裂病遺伝子の存在であったということになるかもしれない。

14 「悪魔のひそむ小さな農場、地球」

サミュエル・テイラー・コールリッジ（一七七二―一八三四）

分裂病はリン脂質の変異に関係があるという考えが正しいとすれば、石器時代の人々の場合は、食習慣からみて病像はかなり穏やかだったことだろう。第十章でのべたように、問題は脳の細胞膜から脂肪酸が失われる率が正常より少し増え、ほかの物質への脂肪酸の変換率が少し減ったことにある。個々のニューロンにおける些細な異常も、脳に関していえば数百万個のニューロン間で並行して次々におきる相互作用にかかわってくる。そのため、脳という見事に均衡のとれた、驚くほど複雑な機械への影響はかなり大きなものとなりうる。

このような生化学的異常はある程度食事によって防ぐことができる。とりわけ脳に必要な脂肪酸を食物から十分にとることは、酵素異常の影響を軽減することにもなる。それは脳の細胞膜を完全ではないにしろ、ほぼ正常に機能させる。分裂病が人類に最初にあらわれたとき、いったい何がおきたのだろう。それは人種が分岐する前、まだ狩猟採集生活をしていた頃だ。あきらかなことは、分裂病の不都合な面ではなく、望ましい面があらわれたということだ。想像力、創造性、技術、芸術、新しい宗教観、おだやかな精神病質の傾向。それらが深刻な症状を呈することなく出現したのだろう。

このような生化学的変異の弱毒化はエイコサペンタエン酸やドコサヘキサエン酸、アラキドン酸という重要な脂肪酸を食物から直接とっていたためである。前にも述べたが、これらの脂肪酸は水棲食物、魚、動物、鳥、卵、地虫から摂取される。臓器、骨髄、脳も含めた動物の肉からである。新しく出現した現生人類がこのような食事をとっていたとすれば、暗い面の出現をみずに、分裂病の創造性のみが出現することも可能だったのだろう。前半の章で強調したように、初期人類の化石は水辺、湖畔、より新しい年代では海辺で発見されている。これらの環境で得られる食料は脳に必要な必須脂肪酸が豊富で、分裂病をうみだす遺伝子的な生化学的変化の悪影響を制限することになったことだろう。

さまざまな場所で一万五千年前から五千年前におきた農業革命も変化をもたらした。野生食物に依存していた人間は、より多くの栽培作物を食べるようになり、野生動物より家畜に依存するようになった。おそらく当初、穀物は野生食物をおぎなうものだったのだろうが、次第に耕作に適した穀物が主食となった。これについては多くの文献がある。潜在的に食料が過剰となり、食料調達以外に使う時間ができた。階級がうまれ、芸術や技術の特技を持つ者が出現した。宗教に身をささげる司祭が出現し、政治的階級、軍事的階級がうまれた。

余暇と余剰が社会の発展にとって必要条件であることは確かだ。同時に、芸術、宗教、軍事、政治的技量をもった人材の供給も必要である。いずれも新しい条件を利用するのに必要なものである。余暇だけでは不十分なのである。あらたに出現した地位にふさわしい人材は、分裂病の遺伝子を一部あるいは完全にもっている者、すなわち分裂病に関連した双極性障害、読字障害などのゲノム

（遺伝情報）を持っている者であったと私は考える。

確かなことは、やがて農業生産物の余剰が支えとなって町や市がうまれ、文化がおどろくほど多様化したということだ。もはや大陸全体あるいは複数の大陸に似たような文化がみられることはなくなった。類似した文化が何千マイルもはなれたところまで広がることも、一本の川ぞいに似たような文化がみられることもなくなった。かわりに個々の市や国に拠点をおく何千もの小文化圏が出現した。人口五千程度の集団がそれぞれ独自の文化を発展させ、独自の建築物、日用品、工芸、芸術、宗教、政治組織、言語を生んだ。すべてにおいて、同一性ではなく多様性がみられる時代となったのである。それ以前の二百五十万年間、変化はきわめて遅く、世界中の文化は麻痺したように類似していた。それが数百数千の個人集団がそれぞれ独自の文化をもつ状況にかわったのだ。

政治組織の行動原理として暴力やテロも出現した。これを疑問に思うなら、聖書の創世記や世界創造の歴史物語を熟読すれば納得できよう。物語が真実かどうかは問題ではない。重要なのは記述からうける印象である。それらは政治的な背景を反映しているにちがいないからである。繰り返し登場するのはサイコキラーの政治指導者だ。彼らは政治支配を正当化するために宗教を、政治的成功を賛美するために芸術をつかい、すべての反対者を鎮圧するためには殺人をおかす。あらゆる分野の指導者たちは、指導の良し悪しにかかわらず、同類であった。分裂病の家系、双極性障害の家系に多く出現する人々である。このような政治、社会、芸術文化における多様性の出現と爆発的広まりは、分裂病のゲノムなしでは不可能だったのではないだろうか。これが私の主張である。信じられないほどさまざまなことがおきたが、それが起きたことだけは確かだ。数百人程度のコミュニティが才能をうみだす。ここに、以前とは全く対照的な多様性が出現したのである。

栄養の影響

創造への熱狂、宗教への情熱、権力への欲望、残虐行為。それらは食料の余剰と、時間を食料調達に費やす必要のない有閑階級の出現だけに起因するものではなかった。摂取栄養の変化、狩猟採集生活における野生食物、特に水棲食物中心の食事から、穀物を中心にした食事への変化が、分裂病のゲノムを一部あるいはすべて持つ人々に大きな影響をあたえた。

栄養が大きく変わったことは仮定ではなく事実である。農作物はそれまでの狩猟採集による食事にくらべ、あまり健康的ではなかったことも事実である。狩猟採集生活者の遺骸のみつかった場所で生活していた農耕生活者の遺骸についての数多くの調査結果から、健康状態が急速に悪化したことがわかったのである。背は数インチ低くなり、遺骨は変性疾患の痕跡を示していた。それは狩猟採集生活者にはみられなかった変化である。あったとしてもより穏やかな形であった。したがって、狩猟採集生活とくらべ、初期の農耕生活における食生活は身体によくなかったことは確かである。

私の考えでは、食生活の変化は脳機能と密接な関わりがある。特に、分裂病のゲノムの一部、あるいはすべてを持っている人にとってはそうである。主な理由としては、狩猟採集生活にくらべ、農耕文化の食生活には正常な脳機能に必要なエイコサペンタエン酸、ドコサヘキサエン酸、アラキドン酸がはるかに少量しかふくまれていないからである。一般的な食生活において肉は重要でなくなり、水棲食物も減るか全く食べられなくなった。家畜の脂肪も変化し、重要な脂質をあまり多く含まなくなった。おそらく卵が脳に必要な脂肪酸の供給源だったと思われる。穀物にふくまれる主な脂肪は、エイコサペンタエン酸、ドコサヘキサエン酸、アラキドン酸ではなくリノール酸である。αリノレン酸も含まれているがリノール酸よりずっと少ない。リノール酸とαリノレン酸は脳で直接使うことができない。体内で、αリノレン酸はエイコサペンタエン酸、ドコサヘキサエン酸に、リノール酸はアラキドン酸に変換されねばならない。したがって、食生活の変化で脳は、エイコサペンタエン酸、ドコサヘキサエン酸、アラキドン酸を直接食物からではなく、間接的にとらなくてはならなくなったのである。不幸なことに、人間の場合、この変換にはかなり時間がかかる。正常な脳はすべてのドコサヘキサエン酸、エイコサペンタエン酸、アラキドン酸をこの変換ルートで摂取することができるが、分裂病のゲノムを一部あるいはすべて持った脳はそれらを十分に摂取できない。その結果、分裂病患者、双極性障害者の脳機能への影響が増すことになったのかもしれない。

農耕の開始にともない分裂病とそれに関連した病気を悪化させたものがもう一つある。穀物にふくまれるある種のタンパク質は、影響をうけやすい人には直接的な害を与える。E・C・ドーハンは一部の分裂病患者において、穀物の消化が病状の悪化をもたらすことに注目した。これは学会主流派の研究者には興味のないことだったが、過去三十年間にわたり、それに関する証拠が着実に集められた。未消化の穀物タンパクの残存物が消化管をひどく損ない、正常な脳機能を阻害するのである。おそらくアラキドン酸、エイコサペンタエン酸、ドコサヘキサエン酸の代謝を変化させるためだ。グウィネス・ヘミングスは英国分裂病協会の会員に特定の穀物を摂らないように助言し、個々の症例について好結果をえている。

摂取栄養が変化した影響は複雑であった。より創造的で想像力豊か、宗教的になった人もいたことだろう。その結果、さまざまな芸術、宗教が発展した。一方、パラノイア的暴力、サイコパスの傾向は悪化したのかもしれない。そのために、ますます残虐な指導者たちがあらわれることにもなった。彼らは権力を獲得し、それを維持しつづけるためには、何があっても立ち止まらない。政治と軍隊、宗教が兄弟や従兄弟などによる血縁連合となった。聖書、初期の歴史、さまざまな文化の歴史、中世の歴史、二十世紀の歴史を思い起こすまでもない。頻繁に行われた家族連合と血縁政治。ビジネス、軍隊、宗教指導者のあいだで、しばしば、支配権をもとめて残虐な争いがおきたのである。

したがって私は以下のように考える。最初の文化的、政治的革命は、先行人類から現生人類への移行時におきた。それは分裂病に必要な一連の突然変異の発現によりひきおこされた。第二の文化的、政治的革命は農耕の開始につづいておき、それにより文化の多様性が花開いた。余暇の獲得ばかりでなく食生活の変化がそのきっかけとなった。分裂病、双極性障害に関連した突然変異の影響を劇的に高揚させ、余暇を十分に活用できる階級をうみだしたのである。創造的なサイコパスの人間が、良きにつけ、悪しきにつけ余暇を利用しなければ、余暇だけでは、その影響はずっと小さく、文化の広がりはなかったことだろう。

15 「暗い悪魔のような工場」　ウイリアム・ブレイク（一七五七―一八二七）

分裂病は産業革命以前にもあったのだろうか。これについては真剣な議論がなされてきた。聖書には「声」を聞いた人の話が数多くある。現在、「声」を聞くことは分裂病の重要な特徴の一つとみなされている。そのような人はたしかに分裂病の家系に特徴的にみられる情熱的な信仰心をもっている。ジュリアン・ジェインズは名著『脳の二分化と意識の起源』のなかで、何かの声を聞くことが初期の宗教において重要であったと強調している。しかし声を聞いたとされる歴史的人物には現代の分裂病の特徴である明らかな精神病症状や人格の分裂はみられないという反論もある。

分裂病は古代や中世にも存在したが、それはここ百五十年間に出現したものより、いくらか、というより、ずっと穏やかなものであった。分裂病というより分裂病型人格といったほうがいいかもしれない。ギリシャ、ローマ、中世、中国、インド、時代や国をとわず、作家たちはほぼ例外なく、人間の本質をさまざまな面から描こうとしてきた。あきらかな分裂病ではないがそれとわかる分裂病型人格をも描きだす。シェークスピアは精神障害と創造性との関連を「物狂い、恋するもの、詩人は想像力の集約だ」と表現した。彼は人間性を驚くほど詳細に観察している。分裂病患者に長くかかわっていると気付く特徴のひとつに「重ね着」がある。重症の分裂病患者はよく、不調和な取り合わせの衣服を重ね着する。これは他の精神障害にはめったにみられず、分裂病を診断するひとつの手がかりでもある。医学雑誌「英国医学ジャーナル」の記事はこう指摘した。「リア王のあわれなトム（エドガー）は重ね着をしている。シェークスピアはあきらかに精神障害者の重ね着の性癖を知っていて、それを見事に描いているのだ。したがって、分裂病の歴史は古く、近年出現した病気とはいえない」

このような考えを疑うことにも一理ある。証拠自体の真偽ではなく、それは解釈次第なのである。分裂病は工業化が生んだ病気であるという考えもある。分裂病は古くから存在していたのかもしれないが、患者はずっと少なく、病像も穏やかだった。しかし、高度に工業化した社会では分裂病は重い病気となる。

WHO（世界保健機関）の大規模な分裂病研究のひとつが重症の分裂病と工業化のかかわりを裏付けている。すでに述べたように、この研究の結果、分裂病が世界中の人種にほぼ同じ割合でみられることがわかった。しかし同時に、二つの大きな疑問が提示された。分裂病という病気そのものが存在するのかどうか。もし分裂病が存在したとして、患者の生涯にわたる発症様式、重症度、長期経過はどのようなものか。WHO研究班は念入りな評価システムを開発した。人生におけるさまざまな面を網羅したものだ。生涯にわたり、分裂病が患者にどれほどの害をあたえるものか、それを概算しようという試みである。

ふたたび、答えは明白であった。対象となったすべての国において、分裂病患者の割合はほぼ同じだったが、個人の生涯における病気の過酷さは社会構造の違いにより異なっていた。病像は非工業国では工業国よりも穏やかである。

この発見は重要である。この恐るべき病気の影響を軽減できる可能性を示唆しているからである。当然のことながら、この差異についての説明が試みられた。第一は薬の使用と健康管理システムに焦点をあてたものだ。治療をうけることによって、長期的に良い結果が得られるのだろうか。当惑することだが、分裂病の病像は、医療ケアが最新で最高とされる西欧の標準からみて、最悪の国々において良いという結果になった。ことによると良質の薬と西欧的治療法が、実は分裂病患者を悪化させていたのではないか。これは研究のめざす生産的答えではない。そのため、この結果の意味について検討されることはほとんどなかった。

別のアプローチとして、家族や社会、経済構造の研究が行われた。ある種の社会では地域社会の援助が受けられるため、長期的に良好な経過がみられるといったことが実際に可能なのだろうか。これについては控えめながら証拠がある。田舎では核家族の枠をこえた広範な援助がうけられる。それが分裂病の症状の改善につながっているのではないか。だが、たとえそうだとしても、それで研究対象国間の大きな違いを説明することができるとは思われなかった。

私にとってもっとも説得力のある説明はデンマークの研究者クリステンセン夫妻によるものだった。彼らは、あまり先進的とはいえない方法で研究をおこなった。食物が関与しているのではないかと考えたのである。彼らはWHOの研究結果を用い、さらに各国の食品の消費量をFAO（国連食糧農業機関）から入手した。ほとんどの食物については、その消費量とWHOの結果とは無関係であるように思われたが、脂肪の消費については二つの対照的な形できわめて強い関連が認められた。ひとつは、家畜からの固形の飽和脂肪の消費量と重症度に相関が認められたのである。飽和脂肪酸の消費量が多いほど分裂病の長期経過は悪かった。

一方、魚や野菜からの脂肪には正反対の効果があった。脳にとって重要な不飽和脂肪酸が豊富に含まれているからだ。魚と野菜からの脂肪摂取量が多いほど結果は良好だった。野菜と魚に含まれる脂肪に対する飽和脂肪の割合は病像の良否に反比例していた。飽和脂肪の摂取率が高いほど結果は悪い。統計的にみて相関はきわめて高く、国別結果の差異の八十パーセントについて相関が認められた。

このような強い相関は、二つの因子のあいだに思いがけない相互作用がある可能性を示唆している。しかしそれは証明されていない。どちらがどちらをひきおこしたのかも不明である。分裂病の病像の差異が脂肪摂取に関する差異を引き起こしたのか、それとも脂肪摂取に関する違いが分裂病の病像の差をひきおこしたのか。前者とは考えられない。分裂病の病像における差異が国全体の脂肪消費のパターンをどうやって変えうるのか。これはとうてい理解しがたい。脂肪消費のパターンが分裂病の病像を変えたと考えるほうが理にかなっている。リン脂質の生化学的性質が、病像をかえるメカニズムにかかわっているからではないだろうか。

個別研究

病気と健康に関する国別の研究は誤解をまねきやすい。国と国とを比較して、ある因子が病気をひきおこすと思われる場合でも、同一国内における個人レベルでその因子と病気との関係を確かめることが重要である。国家レベルで強力な影響を及ぼしているとおもわれる要因のいくつかは、国内の個人間で比較すると消えることがあるからだ。乳がんがその例である。飽和脂肪酸を多く消費する国々では女性が乳がんにかかる危険率がより高い。そのため、長年、脂肪を多く含む食事が乳がんをひきおこすと考えられてきた。しかし同一国内での脂肪摂取をみると、例外なく別の結果があらわれた。飽和脂肪酸を多くとった女性が乳がんにかかる危険率がより高いとはかぎらない。脂肪を多く摂取する国と乳がんの危険率が高い国との関連については別の説明が必要なのである。

英国シェフィールド大学のマルコム・ピートは個々の分裂病患者について脂肪の影響をテストすることにした。彼と研究生ジャン・メラーは被験者を長期入院中の分裂病患者に限定した。長期入院の患者たちは皆同じ環境にいたことになる。同じ医師の診察をうけ、同じメニューの病院食をとり、足りない分は院内売店で買うか、家族や友人の差し入れで補っていた。

そのような患者のあいだでさえ、症状の程度には実質的な違いがあった。全員が入院するほどの病状であったわけだが、あるものは他のものより病状が深刻だった。病状は陽性陰性症状評価尺度(PANSS)によって評価する。これは分裂病の程度をはかる標準的方法で、研究では広くつかわれている。各症例において、一週間に患者が食べたすべての食品がもれなく評価された。注文はしたが残した物、外から持ち込まれたものも計算された。

まず驚いたことは、制限された環境にありながら、患者の選択の幅は広く、彼らは実にさまざまな食品を食べていたことである。第二に、ほとんどの食物は分裂病の程度には関係がないように思われた。第三に、分裂病の重症度は魚からのオメガ3脂肪酸の消費と反比例することが明らかになった。オメガ3脂肪酸は脳にとって重要な必須脂肪酸で、特にエイコサペンタエン酸、ドコサヘキサエン酸が重要である。

食事による要因、すなわち脂肪を含む魚の摂取が関係していることは、クリステンセン夫妻による国別分析においてもあきらかだった。国レベルの研究結果が個人レベルの研究を支持したことになる。魚の脂肪酸、特に必須脂肪酸に分裂病にたいする保護的効果があり、固形飽和脂肪を多く消費することは悪影響を与えるように思われた。最終的にそれを証明するためには治療試験を行うことになる。これについては第十七章でのべる。ここではしばらく、クリステンセン夫妻の発見が産業革命時におきたこととどのように関係するのかみることにしよう。

産業革命――栄養と分裂病

産業革命とその結果として都市化が加速するにつれ、最初は英国で、やがて他の国々でも、同じような精神病がふえた。当時、分裂病という病名はなかったが、百年後にその名称が必要となった病気の存在はあきらかだった。幻覚、妄想、パラノイア、思考障害がおき、冷酷にも悪化の一途をたどる病気で、多くの患者が長期入院を必要とすることは良く知られていた。まるで急にそのような患者が医者たちの注意をひくようになったかのようだ。医者や政府の専門家にもなすすべがなかった。唯一できることといえば、患者を閉じ込めることだけだ。患者自身のために、彼らを社会から隔離するのである。慈善的な施設は「保護施設《アサイラム》」という名称にふさわしかった。その言葉の古い意味どおり、避難所というわけだ。患者は程よい環境の住居をあたえられ、そこでは可能な限りストレスから解放された。施設内の農場や工房において建設的で役に立つ仕事をした。それはやがて、多くの場合、不適切な管理や資金不足、患者数の激増により、保護施設というより、倉庫のような拘束の場に堕落してしまう。秩序と平安の場という幻想は、施設が町中からはなれた美しい緑地帯や公園に設けられたことで維持されたが、内部の現実はあまりにもひどかった。世界中の工業国でこのような大きな施設がたてられた。やがて、これらの場所で実際になにがおこなわれているのかが知れわたり、施設は軽蔑的な名称でよばれるようになった。

何がおきていたのだろう。なぜ、前例のないほど多くの精神病患者があふれていたのだろう。率直に言って、その理由はわからない。それについてはさまざまな解釈がなされてきた。

第一の解釈は、分裂病患者の割合は増えてはいないが、国全体の人口が増えたのでその実数が増えたというものである。

第二の解釈は次のようなものである。精神病の人々は都市の核家族社会より田舎では黙認されていた。割合はかわらないが、家族や地域社会による介護を拒否された患者数が劇的に増加した。それに気付いた行政が対策をとることとなった。

第三の解釈は産業革命の前に分裂病は存在しなかったというものである。フラー・トレーが指摘しているように分裂病は文明病、少なくとも、都市化の生んだ病気だというのだ。さらに、より直接的な説明も試みられた。分裂病が伝染病だとすれば、人口の密集した都市部では伝染し、人口の分散した田舎では伝染しなかったという解釈である。伝染病のなかでも細菌や原生動物が原因だという考えは、現在かなり確信をもって除外されている。しかし、分裂病は長年、脳梅毒の例から推測して、細菌が原因かもしれないとも考えられてきたのである。ウイルス感染の可能性は除外できない。現に、ジョンズホプキンス大学スタンレー基金から資金援助をうけた研究が格好の証拠を提供している。分裂病患者は普通の人より、脳におけるさまざまなウイルス感染に弱い。これらの感染が原因なのか結果なのかはまだ断定できない。特定のウイルスは分離されていない。私の考えではウイルス感染説をとると、分裂病の分布が世界中でほぼ同率ということを説明するのが難しくなる。よって、より可能性があるのは、分裂病患者は生化学的な異常のためウイルスに感染しやすくなっているのではないかということだ。こう考えれば、患者によってウイルスの種類がちがうことも納得できるし、分裂病分布の均一性についても、分裂病ウイルス原因説よりうまく説明することができる。

「分裂病は産業革命の生んだ病気である」という考えは、田舎では重い分裂病がみられないということに基づいている。より注意深く研究をおこない、患者を熱心に探せば、分裂病はあらゆる人種、社会に存在していることがわかるだろう。分裂病患者の割合は同じでも、病像は産業革命以前のほうが穏やかだったのかもしれない。

産業革命とともに何がおきたのか。私は次のように考える。田舎の社会では穏やかであった分裂病の症状がひどくなり、もはや黙認できない状態になってしまった。産業革命以前の社会では分裂病型人格と表現できたものも、深刻な症状を呈するようになった。つまり、あきらかに分裂病だとわかる人の数がふえたということだ。以前なら分裂病とはみなされなかった人々、単に風変わりとしか思われなかった人々がすべて、本当に深刻な症状をみせるようになったのである。

この変化は栄養に基づいて説明することができる。クリステンセン夫妻、メラーとピートの研究もそのことに触れている。消費される食物の種類とその処理法、加工法、保存法が工業化にともない変化したのである。田舎の社会では、食物生産と消費にはかなり直接的な関係があった。食物連鎖が比較的短かったので大規模に食物の悪化を防ぐ必要はなかった。一方、工業化社会への食物供給は以前にはみられなかった問題をもたらした。

問題のうち三つは解決されたが、それは分裂病にとってよくない影響をもたらした。

第一。カロリー供給を増やすことが重要だった。一番簡単な方法は、タンパク質や炭水化物ではなく飽和脂肪によってカロリーを増やすことであった。ラードと硬化油の消費が飛躍的に増加した。そのため必須脂肪酸が脳へとりこまれにくくなり、分裂病が悪化する。

第二。自然の穀物にはわずかながら植物性脂肪がふくまれており、必須脂肪酸の供給源となる。リノール酸とαリノレン酸である。それらは脳に直接必要な必須脂肪酸ではないが、脂肪酸に変換される。ただし量は十分とはいえず、変換速度も遅い。一方、必須脂肪酸は完全な条件下で保存されなければ酸化して油くさくなる。そのため貯蔵食料の多くがだめになった。食物供給業者にとっては耐えられないことだ。そこで脂肪が除去されることになった。余った小麦粉は漂白され、酸化の過程で必須脂肪酸も破壊される。小麦粉はより安定したものになったが、少なくとも分裂病に関しては栄養価値がなくなった。

第三。体内における正常な必須脂肪酸の代謝には数多くのビタミンが重要な役割をはたす。特に、リノール酸、αリノレン酸を脳に必要なエイコサペンタエン酸、ドコサヘキサエン酸、アラキドン酸に変換するときに必要となるビタミンである。ビタミンEはエイコサペンタエン酸、ドコサヘキサエン酸、アラキドン酸を保存するために必要で、ピリドキシン（ビタミンB_6）はαリノレン酸をエイコサペンタエン酸とドコサヘキサエン酸に変換するために必要である。これらも含めて多くのビタミンが新しい食物加工法によって除去されてしまったのである。

従って工業化の総合的な影響として、脳への必須脂肪酸の供給が大幅に減少し、飽和脂肪の供給が増加することになった。脳の組織内で飽和脂肪が必須脂肪酸にとってかわったのだが、同じ機能をはたすことはできない。分裂病患者の脳にとっては最悪の事態だ。リン脂質代謝における比較的小さな遺伝子的変異、その逆行的結果が強調されることになるだろう。前半の章で述べたように、ホスホリパーゼと脂肪酸補酵素Aリガーゼに関する変異のために、脳のリン脂質から必須脂肪酸が失われてしまう。それは昔のように、川辺や湖畔、海辺で可能だった必須脂肪酸が豊富に含まれる食事で補われることはもはやないだろう。分裂病患者における脳機能の異常は悪化し、症状はより激しくなった。

したがって、私の考えでは、工業化にともなう精神障害者の増加には三つの原因がある。

第一、人口の増加により単純に精神障害者の数が増加した。

第二、社会が変化し、精神障害が簡単には黙認されなくなった。

第三、最も重要なことだが、以前は比較的おだやかだった、ほとんどの患者の精神病症状が、栄養の変化でひどく深刻なものとなったからである。

まとめ　食事の変化と分裂病

社会における分裂病の影響には三つの段階があった。第一段階では、分裂病、双極性障害に必要な変異がリン脂質代謝における異常を生み出した。しかしそれは比較的軽度だった。軽度な異常はある程度の影響しかもたらさない。狩猟採集の食生活では脳に必要な必須脂肪酸を多く摂取していたため、病像は穏やかだったが、それらの変異のおかげで、きわめて創造的な人間も生まれた。彼らは宗教を創始し、芸術を生み、技術を発明した。同時に破壊的な人間も出現した。戦争をしかけ、大量殺戮を行ない、近隣の血縁者を絶滅させた。

第二段階は、農業革命の時代である。分裂病発症にかかわる変異の影響はより深刻になる。食事中に含まれる脳に必要な必須脂肪酸が、その前駆体、リノール酸とαリノレン酸におきかわったからである。それらを必須脂肪酸に変換する代謝努力が必要となった。創造的な人間だけでなくサイコパスも増えた。

第三段階は、産業革命の時代である。必須脂肪酸の摂取が大幅に減少し、その保存と代謝のために必要な物質の減少がおきた。同時に潜在的に有害な飽和脂肪酸の増加がみられた。こうして十九世紀の精神病院の惨状がうまれたのである。

これら三つの段階で分裂病の病像は悪化していった。患者自身や血縁者の奇妙で創造的な行為も増加したが、不幸なことに、暴力的で破壊的なサイコパスの行為の増加にもつながった。

憂鬱な話である。しかし、一方でわくわくするような話でもある。分裂病の症状が食事によって本当に悪化したり弱まったりするなら、分裂病の症状をコントロールする新しい治療法につながるかもしれない。創造性はなるべく残して、それを効果的に利用する。建設的な行為に必要な人格と能力をあまりひどくそこなわずに、それができるかもしれないのだ。

16 「天才はたしかに狂気とともにある……」 ジョン・ドライデン（一六三一―一七〇〇）

この章を書き始めたのは一九九九年のクリスマス休暇中だった。新聞やテレビは、元ビートルズのジョージ・ハリスンの家に押し入り、ジョージをナイフで殺そうとした強盗のニュースでもちきりだった。どぎつい記事が品位ある英国の一流紙にさえのっていた。記事は軽蔑的な語句であふれている。記事から、彼が妄想型分裂病であることはあきらかだった。しばしば治療を拒んでいたという。かつては魅力的で社会に役立つ人物だったが、常軌を逸してしまったのだ。当然のことだが、かろうじて命拾いしたジョージ・ハリスンには多くの同情があつまった。しかし、患者に共感するものはほとんどいなかった。彼は抑制できない状態で、妄想と強制的な「声」の命ずるまま行為にかりたてられたのである。

分裂病に理解を示す同情的なニュース番組はきわめて稀だった。前にも強調したように、分裂病患者の大多数は穏やかである。暴力的な分裂病患者の全患者に対する割合は、健常人のなかの暴力的な人の割合に比べさほど多くはない。しかし、不幸なことに、分裂病患者が暴力的になると、新聞の見出しを飾るような奇行や暴力行為にはしる。母親やまったく見ず知らずのものを殺し、ジョージ・ハリスンやロナルド・レーガンなど、執着している公人の殺害を企てる。彼らのふるう暴力は、暴力的な一般人のものとはまったく違う。その結果、分裂病患者は正常な人にくらべはるかに暴力的だということになる。しかし、分裂病患者の大多数についてはこのような評価はあてはまらない。

分裂病を特集した記事には、ホームレスに関するものもある。大きな精神病院の多くが閉鎖され、良い意味での保護施設を必要とする患者の多くが路上生活をよぎなくされた。彼らは何らかの形で「地域社会によってケアされるべき」患者たちである。残念なことに「ケア」が不適切なことがよくある。たとえ適切なケアであっても、患者が拒絶する場合もある。「地域社会」にも、一見してあきらかな精神病症状はないが「様子がおかしい」人を歓迎する熱意はないのだろう。その結果分裂病患者がホームレスのかなりの割合をしめることになり、頻繁に新聞種になってしまうのである。

同情的なマスコミでさえ、分裂病を深刻な不治の病として扱う。専門家によってより適切に思いやりをもって扱われるべきものというわけだ。分裂病こそ、われわれ人間がその存在を神に感謝しなくてはならないものなのだと提案するものは誰もいない。

分裂病の特質

分裂病が問題であるということを否定するのは愚かなことだろう。患者のなかには深刻な病状のものもいる。暴力的で、しばしば自傷や自殺というかたちで、自分自身に暴力をふるうほか、他人に暴力的攻撃を加えたり、殺人や殺人未遂を犯すこともある。ほとんどの分裂病患者は職につかず、何らかの福祉にたよって生活している。仕事をしている者も、病気になる前の能力に見合った仕事についているものはわずかだ。家族と良好で正常な関係にあるものはほとんどいない。パラノイアや妄想が大きな打撃をあたえ、患者はしばしば近親者と敵対する。

陰気な描写がつきものの分裂病には別の一面もある。すでにみてきたように、分裂病患者のなかには期待にこたえすばらしい業績をあげるものもいる。ジョン・ナッシュなど、有名なノーベル賞受賞者がその例だ。双極性障害患者の多くも、精神症状が出ていないときには偉業を達成することがある。

私の患者には、自分で高い業績をあげたわけではないが、偉業をなした家系の出身者がいる。両親、祖父母、兄弟、子供、従兄弟など血縁者が成功しているのである。分裂病患者あるいは双極性障害者の近親であることは高度な能力、創造性をうみだすのかもしれない。モーズリーやマクリーン病院についての研究者が実感したように、優生プログラムによって、そのような遺伝的特質が絶滅していたならば、人類にとっては大きな損失だったであろう。優生プログラムが成功していたら、さまざまな分野で活躍する、きわめて創造的で想像力にあふれ、エネルギッシュな家系の多くが、断絶していたことだろう。

幸い、ほとんどの社会で、優生プログラムは政治議題からはずれている。また、発病に複数の遺伝子が必要な遺伝病の優生プログラムはほぼ不可能である。そのような遺伝子はきわめてありふれたもので、遺伝子を一個もっていてもほとんどの人は発病しないからである。

分裂病の発症には関連遺伝子をいくつ同時にもつ必要があるのかはまだ不明である。二個、三個あるいは四個以上かもしれない。二個以上であることは確かだ。研究意図にかかわりなく、家族研究からは遺伝子一個で発症するという証拠は得られていない。少し簡単な計算をしてみよう。分裂病の関連遺伝子を二個以上持つ人の人口に対する割合である。病気が発症するには二個、三個、四個同時に遺伝子をもつ必要があるとする。その遺伝子の実態はまだよくわかっていないが、現在のところ、それぞれ読字障害、双極性障害、分裂型人格、高度な知能に関わる遺伝子だと考えるのが妥当だろう。それらはすべて分裂病患者と遺伝子を二分の一、四分の一共有する血縁にみられるものである。それらの遺伝子が二個、三個、あるいは四個同時に存在しなければ、分裂病は完全な形で発症しない。

筋のとおる仮定としては以下のように考えることができる。生涯で分裂病を発症するのは全国民の約一パーセントだとする。一卵性双生児の研究から判断して、一パーセントの人が分裂病を発症するとすれば、精神病症状が出現しない状態で、発症に必要な遺伝情報ゲノムを持っている人は二パーセントから三パーセントである。一卵性双生児の一方が分裂病の場合、たとえ同じ遺伝子をもっていても、双子の片割れが分裂病になる可能性は三十パーセントから五十パーセントだからである。控えめに見積もっても、分裂病発症に必要なすべての遺伝子をもっているのは人口の約二パーセント前後ということになる。発症に必要な遺伝子のセットを「分裂病ゲノム」とよぼう。分裂病が発症するためにはそのゲノムに十分な条件があたえられなければならない。その他に、社会状況やストレスの度合い、栄養などの環境因子が必要である。

人口の二パーセントが分裂病のゲノムをもっているとする。もしゲノムに必要な遺伝子が二個だとすれば、人口に対してどれほどの人数が、それらの遺伝子のどちらか一つをもっていなければならないか。答えは、二つを掛けると二パーセントになる数の合計である。例をみてみよう。

1　人口の二十パーセントが遺伝子を一個もち、十パーセントが別の遺伝子を一個もっているとする。両方の遺伝子を持っているのは人口の二パーセントとなる（二十パーセント×十パーセント＝二パーセント）。遺伝子を一個持っている人、別の一個を持っている人、両方もっている人の合計は、人口の二十八パーセントにのぼる。両方の遺伝子を揃って持っているのは二パーセントであるから、二十六パーセントは遺伝子を持っていても分裂病発病の危険はないことになる。しかし彼らも精神障害になりうる可能性は十分あり、普通ではない。そのような人々が特別に才能豊かなのである。

2　遺伝子を一個持っている人が四十パーセント、別の遺伝子を持っている人が五パーセントとすると、分裂病に必要な遺伝子を両方もっている人は人口の二パーセントになる。（四十パーセント×五パーセント＝二パーセント）。遺伝子を一個持っている人、別の一個を持っている人、両方もっている人の数を合計すると、総人口の四十三パーセントとなる。しかし四十一パーセントの人には分裂病発病の危険はない。

原理はあきらかだ。もし分裂病が完全に発症するためには三個の遺伝子が必要だとすれば、人口の五十パーセント以上の人々が一個か二個遺伝子をもっていることになる。彼らは三番目の遺伝子をもたないから発病の危険はない。四個同時に必要だとすると、ほとんどすべての人が一個か二個、あるいは三個の遺伝子を持っていることになる。

結論はあきらかだ。分裂病の発病に必要な遺伝子はきわめてありふれたものだが、それらをすべて同時に持つ人は少ない。すべてを持っていても、実際に発症するのは一卵性双生児の例のように三分の一から二分の一でしかない。

分裂病遺伝子の価値

分裂病の遺伝子は宗教的感覚、技術、芸術の創造など現代社会における指導者としての資質にかかわっていると私は本書で述べてきた。それには双極性障害、読字障害、高度な知能、分裂病型人格に必要な遺伝子もふくまれている可能性がある。分裂病のゲノム（遺伝子情報）に必要な遺伝子をもっている人はきわめて高度な能力を示すことがある。分裂病発症ゲノムに必要な遺伝子のセットすべてではなく、遺伝子が一個足りない場合においてそれは顕著である。発症に必要な遺伝子が二個の場合は、一個もっている人、発症に必要な遺伝子が三個以上の場合は、一つ欠いて残りの遺伝子を持つ人である。セットで分裂病を発症する複数の遺伝子がなかったら、われわれ現生人類はネアンデルタール人やホモ・エレクトゥスのようだったろう。大きな脳を持ち他の種よりは利口だが創造的なひらめきや変化への希求がない。それらの特徴は現生人類と先行人類との劇的な違いなのである。

分裂病に必要な遺伝子のセットを一つ欠いて持っている人は、あきらかなサイコパスではなくてもほとんどの人の目に完全に正常とは映らない。持っている遺伝子の種類と数によって読字障害か、分裂病型人格か境界型か双極性障害、あるいはサイコパスかがきまり、何らかの能力と同時に障害をも露呈することになる。分裂病患者の場合は障害がすべて露呈するので悲惨なのである。

分裂病については暗黒の面ばかりではない。しかし、暗黒面を無視するのは、創造性や業績を無視するのと同様に非現実的で不適切である。分裂病患者、分裂病の遺伝情報を一部もった人は暴力的であったり、サイコパスであったり、犯罪を犯すこともあり得る。これらの資質はより優れた知性によって抑制、コントロールすることができれば、地位や認知、金銭を巡る争いにおいては計り知れない価値を持つ。これは特に、「ならず者」を除外できない社会、真の民主主義が実践されていない社会において真実である。そのためごく最近まですべての社会で、いや、今日でも民主的とされる多くの社会において、これらの特質を持つ節操のない人々が他人をさしおいて権力を獲得し、維持する機会を得ている。

必要とされるのは、明晰な理解である。分裂病の問題点と利点、欠点と長所の両方を認めなければならない。ここで分裂病研究から得られた最も勇気づけられる事実を紹介しよう。分裂病ゲノムのすべての遺伝子を持つ人でも、分裂病を発症するのは三分の一から二分の一なのである。他は発病しない。なんらかの環境因子が発病を抑制しているにちがいない。ことによると環境を操作することで、遺伝情報ゲノムをすべて持つ危険率百パーセントの人についても、分裂病の発症を防ぐことができるかもしれない。

環境が分裂病の発症と進行に影響をあたえる可能性があるという考えは、以前からあった。それは初期の「保護施設」の概念に通じるところがある。社会からのストレスが弱められる場所、教育や仕事、余暇で時間を建設的に使うことができる場所、病気の経過をよい方向に変化させることが出来る場所である。最近、分裂病についての社会的家族研究においてこの考えが発展してきた。ある種の社会環境や直接的家庭環境は、危険因子をもつ人々の分裂病発症の可能性にかかわっている。したがって、分裂病のように深刻で、容易に症状を軽減することはできない病気の発症に、環境が影響をあたえる可能性があるという基本的概念について、学問的には疑問の余地はない。

しかし、すでにみてきたように、家族研究の説明と手順に関する問題は二つある。まず第一に、説明がひどく複雑なことである。分裂病を引き起こす、あるいは発症をおさえることのできる家族的、社会的因子があるという説得力ある説を展開することはできる。しかし詳細な観察は事実上不可能で、観察にもとづいた事実ではなく、研究者の想像力におうところが大きい。個々の症例はあまりにも複雑で、鍵を握る社会的、家族的要因を選び出すこと、そしてほとんどすべての患者にあてはまるように一般化することはほぼ不可能である。この分野は想像力豊かな研究者にとってはすばらしい機会となるが、現実を把握するのはむずかしい。

第二の問題は、それが治療法としては役に立たないということである。役に立つとしても、人手や手間、費用がかかりすぎる。だから実際に多くの患者に適用することはできない。もし特定の家庭環境が分裂病発症にかかわっていて、別の環境がそれを防ぐことができるとしても、その情報をどうやって実際に役立つ予防的治療法として使うのか。家族構成を外部の介入で変えようという試みは、物理的に家族を一人か二人別の場所に移すことはできても、それ以外は、すべてみじめな失敗に終わっている。本当の意味での「保護施設」「避難所」を提供することは効果的かもしれない。しかし多くの患者にとってそれは、ひどく費用がかかり、それ自体敗北を認めるようなものだ。患者が普通の社会では生きていけないと認めることになるからである。

もっとも重要な環境因子は、栄養のような単純で一般化しやすいものなのかもしれない。このような考えは大多数の専門家にとって受け入れがたいものである。社会環境、家族環境の専門家は単純な生物学的因子がほとんどの環境による影響の説明になると考えるより、社会構造の複雑さのほうに興味がある。

精神医学の生物学的側面に詳しい専門家は生化学的説明を好むだろう。しかし、それが、彼らが最先端とみなす高度な分子生物学のようなものではなく、栄養に関する生化学では面白くないのだ。彼らはそう昔のことではない医生物学の歴史を忘れている。優れた研究者は常に健康にたいする栄養の影響をあきらかにしてきた。ほんの百年前まで、それによってほとんどの病気、寿命を縮める苦しみを根絶してきたのである。比較的新しい例としては、アメリカにおけるペラグラ病がある。ペラグラ病はニコチン酸（ナイアシン）欠乏症で四つのD、皮膚炎（Dermatitis）、下痢（Diarrhoea）、痴呆（Dementia）、死（Death）をひきおこす。一九三〇年代までアメリカ南部の広い地域でみられたが、栄養研究の結果それは根絶された。アメリカにおいて過去二百年間、栄養学が健康にたいして与えた最も大きな影響である。現代の分子生物学者のなかには、栄養研究はすべて時代遅れで、分裂病など、今日でもわれわれを苦しめている病気には役に立たないと考える傾向がある。しかし、実際のところ、生物学を重視する精神科医が誇る薬はすべて、五十年前に観察力のある臨床医によって、掘り出し物をみつけるように発見されたものである。一九五〇年代はすばらしい臨床の夜明けであった。この問題につぎこまれた頭脳と資金にくらべれば、これまでの進歩は取るに足りないものである。

今こそ最初の原理にもどるべき時、栄養の生化学と臨床観察を見直す時なのである。

17 「人は生きんがために食うべきにして……」 モリエール（一六二二―一六七三）

分裂病はそれが完全な形で発症した場合、個人を襲うもっとも深刻な苦痛の一つである。家族にとってもそれは同じだ。ある母親は言った。無限にひきのばされた死だと。前途有望な少年少女が、家族とも親密であったのに、別人になってしまう。肉体は同じでも、正気でいるのは一時だ。言葉にできない大切な何かが、まるで糸がきれたように、どこかへいってしまう。それを取り戻すすべはない。

人格や家族関係からみる分裂病は悲劇的だが、生化学的な観点からみればそれほど深刻ではないはずだ。青年は発病前の十五年、二十五年あるいは三十五年間、ほぼ正常に近い生活をおくる。分裂病患者の症状には個人差がある。前にものべたが、体温が上昇すると正常に近くなる。従って、もとになる生化学的問題はあまり深刻なものではない。崩れたバランスをどのようにして正しい方向にむけるかがわかれば、問題を解決することもできるにちがいない。実質的な改善が可能かもしれないのだ。

現在入手できる薬にはそれなりの効果がある。顕症期の精神症状をコントロールするには、薬が重要な役割を果たすことは確かだ。抗精神病薬導入前の精神医学の状況について、ジョン・コウトとジャン・チュリエは同情的に描いている。コウトは新著『最後の狂気』のなかで、薬物療法導入以前の、分裂病患者の深刻な状態について述べている。新しい抗精神病薬は苦痛の刃《やいば》を劇的にそぎ、暴力的な行為も激昂もみせなくなった患者は病院の外で生活できるようになった。

しかし、これらの薬の劇的な効果に熱狂するあまり、多くの精神科医は良き臨床観察者であることを放棄した。彼らは患者のパーキンソン病様の不随意運動、体重増加、過鎮静、身体違和を軽視した。はじめて精神病症状をあらわした娘や息子、顕著な症状から一転して怠惰でひきこもりがちの、影のような存在になってしまった娘や息子を持つ親の心配を些細なこととして片付けた。薬物治療の症状改善率は平均して十五パーセントから二十五パーセントにすぎず、七十五パーセントから八十五パーセントの症状は残ることがさまざまな研究から明らかになったが、医師たちはそれを忘れてしまったのだ。ほとんどの分裂病患者が職業についていないことも軽視した。たとえ職業についていても、発病前の能力にみあったものではない。文献には薬物療法についての過度に楽観的な報告があふれている。治療効果が過度に強調され副作用は過小評価される。ある精神科医は患者が課税最低限以上の収入を得、納税者となることが症状改善の真の証であると言ったが、多くの精神科医たちはそれを忘れてしまったのだ。分裂病患者で税金を払っているものはごくわずかだ。それは新薬が入手できるようになっても、実質的には変わらない。

旧世代薬の副作用としてはパーキンソン病様の震えがよくみられた。それは薬物治療の避けられない結果とみなされた。分裂病に有効な薬であるためには、パーキンソン病のような症状を誘発しなくてはならない。これが独善的な定説となる。他の病気の症状を誘発することが本当に有効な治療なのか？　疑問に思う者はごくわずかで、心配するものなどほとんどいなかった。いずれにせよ患者の症状は深刻である。精神症状改善の代償にふるえがおきても、それはそれでよかった。薬の量が減ると通常パーキンソン病様の症状は消えるので恒久的な害はなかったのである。

一九七〇年代までに、患者の中に別の運動障害を示すものがいることが認識されはじめた。制御不能のぴくつき、身をよじる動作などである。通常、それらは顔にもっとも顕著にあらわれるが、他の部位にも出現する。これらの動きは抗精神病薬を投与されていない患者にもみられることがある。しかし、抗精神病薬を投与されている患者に圧倒的に多く出現する。なお悪いことに、その動きは薬をやめても止まるどころか、一層顕著になり、脳に恒久的変化がおきてしまったようだった。このきわめて特異な動きは遅発性ジスキネジー（TD）として知られるようになった。

遅発性ジスキネジーは患者や家族より医師や製薬会社を震撼させた。補償を求める訴訟が起きる可能性があったからだ。特に薬が長期にわたり必要以上の高容量で投与された場合である。患者と家族はこの副作用について苦情を申し立てた。それはパーキンソン病様の症状とちがい、元に戻すことはできないように思われた。その結果、遅発性ジスキネジーをひきおこさない薬が求められるようになったのである。

クロザピンと呼ばれる薬に注目が集まった。すべての主要な旧世代抗精神病薬と同様に、クロザピンも一九五〇年代に偶然に発見された。一九六〇年代に臨床研究がおこなわれ、それが抗分裂病薬として非常に効果があり、パーキンソン病様の症状や遅発性ジスキネジーをおこさずに症状を改善することがわかった。そしてヨーロッパのごく一部の市場に紹介されたのである。しかし、またしても災難がおそった。何人かの患者が無顆粒白血球症で亡くなったのである。感染に抵抗するための白血球生成が全く出来なくなる病気だ。クロザピンはほとんど回収され、販売されている所でも、最後の手段として使われるのみになった。

一九八〇年代に遅発性ジスキネジー（ＴＤ）への懸念がつよまり、ＴＤやパーキンソン病様の症状をひきおこさない唯一の効果的抗分裂病薬としてクロザピンが再び注目されるようになった。注意深く白血球数を測定することで、クロザピンが一度は撤退した市場に戻り、アメリカでも初めて使われることになった。一部の患者にとっては、他に入手できる薬よりずっと効果があったことはあきらかだ。注意深い白血球数の監視により、無顆粒白血球症の危険は実質的に減少した。たしかに過鎮静、体重増加、唾液分泌の異常亢進など重大な副作用もある。しかし遅発性ジスキネジーに比べればそれらは些細な心配にすぎなかった。

再び薬探しが始まった。クロザピンのように遅発性ジスキネジーやパーキンソン病様の症状をおこさない薬、クロザピンの副作用である無顆粒白血球症も起こさない薬である。理想的な新薬開発のためにクロザピン分子の異型が数多く作られた。数社がある程度まで成功した。一九九〇年代後半にはいわゆる新しい「非定型」抗精神病薬が市場に流通する。それらはパーキンソン病様の症状や遅発性ジスキネジー、無顆粒白血球症を引き起こす危険性が低かった。しかし不幸なことに、体重増加、過鎮静がみられ、一部の患者においては心臓への副作用も認められた。なかには長期間使用すると、患者の多くが糖尿病になった薬もある。新薬のなかには安全だが旧世代の抗精神病薬より効果が低いものもあった。

これが今日の状況である。最初の抗分裂病薬クロルプロマジンがつくられてからほぼ五十年たったが、分裂病症状のコントロールについては何の進歩もない。薬による症状改善は平均して十五パーセントから二十五パーセントである。残りの七十五パーセントから八十五パーセントの症状は未解決である。パーキンソン病様の症状や遅発性ジスキネジーの副作用は大幅に減ったが、あらたな副作用である、体重増加、過鎮静、糖尿病、心臓疾患の問題が出現し、ますます悪化したともいえる。患者が課税最低限以上の収入のある職業につけるか、発病前の能力にあった仕事についているかという点に関しては大きな変化はない。新薬開発には何十億ドルという費用がかかっているが、たいした進歩はないのである。違う方法も試す価値はあるだろう。

脂肪による分裂病治療

本書では分裂病の新たな理解につながる事象を紹介してきた。主要な問題は、ニューロン間に信号をおくる神経伝達物質にあるのではなく、神経伝達物質の信号を行動に「翻訳」するリン脂質細胞の信号メカニズムにある。各細胞におけるごく小さな問題なのである。ほんの少し損なわれているだけなのだが、結果は全身に影響する。脳の外での影響はきわめて小さい。正常な身体の場合、脳の外では、生理的影響があらわれるまでの段階が比較的すくないからだ。生理学的反応システムは三、四段階ほどで、各段階でおきた小さな欠陥がシステム全体をひどく損なうということはあまりない。欠陥がナイアシン皮膚テストによってみつかるほどの大きさだとしても。しかし、脳は何百万という細胞の協調した活動に依っているので、たとえ各々の細胞における小さな異常でもシステム全体にとっては大きな害をおよぼすことになる。反対に、それぞれの小段階において機能正常化への小さな変化があれば、全体としての機能が劇的に改善されることもあり得る。

この分野における初期の研究から以下のことが明らかになった。分裂病に関する主な問題は必須脂肪酸、特にアラキドン酸の入手障害に関わることかもしれない。そう考えると、痛みや関節炎にたいする耐性を説明することができる。熱に反応して症状が改善することや赤血球と脳に認められる生化学的変化を説明することもできる。私とクリシュナ・ヴァダディとの共同研究がその最初のものだった。当時リーズ大学の研究員だったクリシュナは現在メルボルンのモナシュ大学の精神医学教授である。当時はアラキドン酸そのものを手に入れることはできなかった。しかし、その前駆体γリノレン酸を手にいれることはできた。γリノレン酸は体内でアラキドン酸に変換される。それが分裂病の治療に効果があるのではないかと期待し、われわれは偽薬をつかって実験した。γリノレン酸は分裂病症状にも遅発性ジスキネジーにも効果があった。しかし、その効果はおだやかなもので、研究は行き詰まった。資金も手にはいらない。援助団体がそのような革新的アプローチは時間の無駄だと考えたからだ。クリシュナはオーストラリアへ移り新しい環境のなかで落ち着く時間が必要だった。

われわれはあきらめるつもりはなく、新たな証拠を集めた。分裂病患者においてはオメガ3脂肪酸がオメガ6脂肪酸と同じように欠損している。ワグナー・ガタッツ、クリステンセン夫妻、ジェフリー・ヤオ、ジェイ・ペティグルー、シュクデブ・ムハージ、イアン・グレンらも分裂病におけるリン脂質代謝の重要性を示唆するさらなる証拠を集めた。特に、シェフィールドのマルコム・ピートは脂肪酸およびその酸化製品と分裂病との関係について考えはじめた。彼と私は共同で研究し、分裂病患者から採取した赤血球にはオメガ6とオメガ3脂肪酸の両方が欠乏していることを確認した。第十五章で述べたが、マルコムとジャン・メラーは続いて栄養研究を行った。これについては最終章でのべるが、クリステンセン夫妻の研究を個人レベルで確認したものである。こうしてオメガ3脂肪酸の潜在的重要性があきらかになった。

機は熟し、さらに治験をおこなうときがやってきた。今回はオメガ3脂肪酸に的を絞る。マルコム・ピートとジャン・メラーはどの魚油が分裂病患者に効果があるか確かめることにした。彼らは従来の薬物治療に耐性のある長期入院患者のグループについて治験をおこない、一日十グラムという高量の魚油を投与することで症状が十五パーセント前後改善されることを示した。

効果は控えめであったが、従来の薬が効かない患者にたいしても効果があった。とりわけ重要なことは副作用なしで効果があったことである。この結果に勇気づけられたマルコム・ピートはさらに研究を進め、魚油の組成ごとの効果を解析することにした。魚油には様々な脂肪酸が含まれている。脳機能にはとりたてて関係のないものもあれば、有益なもの、有害なものもあるかもしれない。しかし、最初の研究で使われた魚油にふくまれていた二つの脂肪酸が脳には潜在的な効果をもっていた。一つはドコサヘキサエン酸である。それは通常脳に多量に含まれているが、分裂病患者の脳と赤血球においては減っている。もう一つがエイコサペンタエン酸である。エイコサペンタエン酸はごくわずかに脳にふくまれる。しかし、分裂病患者の赤血球においては減少している。エイコサペンタエン酸もさまざまな理由から潜在的に重要な物質なのである。活動的な神経細胞信号分子の数を増やし、ホスホリパーゼA_2の活性を弱め、脂肪酸補酵素Aリガーゼの機能を調節することができる。脂肪酸補酵素Aリガーゼもリン脂質サイクルにおける酵素の一つである。分裂病患者においてはホスホリパーゼA_2の活性が異常に高まり、脂肪酸補酵素Aリガーゼの活性が鈍っているのである。

われわれは偽薬実験を試みた。症状の改善が単に患者の感情——だれかが関心を示してくれるという感情に起因するものではないことを確認するためである。当時、エイコサペンタエン酸とドコサヘキサエン酸を純粋な形でつくることはできなかった。そこで次善の策としてエイコサペンタエン酸を二十五パーセントとドコサヘキサエン酸を少量含む油キルナール、そして二十五パーセントのドコサヘキサエン酸と少量のエイコサペンタエン酸を含む油ドカノルの二種を用意した。果たしてどちらかに効果はあるのか。あるとすればどちらにより効果があるのか。それはわからなかったが、ドコサヘキサエン酸のほうが効果的な脂肪酸だろうと予測していた。脳にとってきわめて重要であり、分裂病患者においてはその量が減っていたからである。

マルコム・ピートは次に四十五人の長期入院患者にたいして別の治験をおこなった。なかには治療に抵抗性をしめす患者もいた。彼らには標準的治療に加え、偽薬、キルナール、ドカノルのいずれかを十二週間与えた。実験の間、症状が改善したものもいたが、変化のないものもいた。どの薬も一見同じように見える、二重盲験法でおこなわれた。誰がどの薬を与えられているかは医者にも患者にもわからない。症状が改善したもの、変化がないものもいた。誰がどの治療をうけたのか知りたくてしかたなかった。二重盲験法の制限がはずされるのがまちきれなかった。制限がすべてはずされると、信じられない結果がでた。偽薬グループとドコサヘキサエン酸グループの改善はごくわずかだった。両者に大きな差異はなかった。こともあろうにドコサヘキサエン酸は偽薬よりも効果が少なかった。われわれの仮定は誤っていた。ドコサヘキサエン酸は魚油に含まれる効果的な成分ではないとの結論が出された。しかしエイコサペンタエン酸（キルナール）を投与されたグループでは、驚くべきことがおきていた。ほとんどの患者の症状が改善していたのである。平均改善率は二十二パーセントであった。ほかの二グループに比べ確かに大幅な改善率である。患者には副作用のある標準の抗精神病薬に匹敵する効果があらわれた。標準的な薬ですでに症状は改善しているがまだ完治したとはいえない患者において、その効果があきらかだった。過鎮静、体重増加、パーキンソン病様のふるえ、遅発性ジスキネジーといった副作用はなく、唾液分泌亢進もなかった。ある患者では、実際、遅発性ジスキネジーまでも改善されたのである。何か重要なことが解明されつつあった。今まで副作用なしでこのような改善をもたらした薬はない。このグループの患者は長い間病気で、標準薬による治療をうけてきた。では、従来の薬物治療をうけてこなかった患者において、エイコサペンタエン酸はどのような効果をもたらすのだろう？

ジョナサン登場

この頃私は二人の研究者に連絡をとった。彼らは以後の出来事に大きな影響をもつことになる。精神科医アレックス・リチャードソンは分裂病と分裂病型人格、読字障害の関係を研究していた。彼女の分裂病型人格についての研究は第八章でのべた。彼女は多くの読字障害者が分裂病型人格であることを発見したのである。分裂病患者の血縁者は多くが読字障害で、そのつながりがまた私の興味をかきたてた。アレックスはロンドンのチャリングクロス病院医学校で働いており、研究のいくつかをベイサン・プーリと共同で行っていた。プーリはグリーム・ビーダ教授によって運営されているハマースミス病院王立医学大学院のMRIユニットで働く精神科医である。MRIは生きている脳を組織を侵さずに驚くほど詳細に画像化する機械である。アレックスとベイサンは共同で読字障害者と分裂病患者の脳の図像研究をおこなっていた。彼らを強力に支援していたのが連続比較イメージング法を開発したグリームとジョー・ハジナルである。

アレックスとベイサンはジョナサンという患者を担当していた。彼は三十一歳で、十九歳のときに分裂病を発症し大学を中退した。彼はたった一度の抗分裂病薬の投与で、ひどい逆行反応を経験し、二度と薬はのまないと誓っていた。十年間ロンドン中をさまよい、典型的な職のない分裂病患者の生活をしていた。チャリングクロス病院の長期研究プログラムに応募し、過去二年間、定期的にアレックスとベイサンの診察をうけている。その間、アレックスとベイサンを信頼するようになっていたが、標準分裂病評価スケールを使っての分裂病症状スコアは変化していなかった。プログラムの二年目に、彼は六ヶ月ごとにハマースミス病院でMRI検査をうけることに同意した。三つのスキャン画像は若い分裂病患者に共通のパターンをしめしていた。脳室という脳内の液体にみちた空間が徐々に、しかしまちがいなく大きくなっていた。これは脳の組織が徐々に失われていることを意味していた。分裂病ではこれが生涯にわたり着実に退行をひきおこす。すべての患者におきるわけではないが、かなりの患者にこの喪失がおきる。

アレックスとベイサンはマルコム・ピートがエイコサペンタエン酸を豊富に含むキルナールの効果について話すのを聞いた。ジョナサンにキルナールをためしてみるよう説得できないかと二人は考えた。ジョナサンは標準的な抗精神病薬には敵意を抱いていたから、彼らは注意深く説明した。キルナールは魚から抽出されたもので、人間の脳にも存在する物質であるが、分裂病患者には通常より多く必要かもしれないと説明した。アレックスとベイサンを信頼していたジョナサンは、よく考えたすえ実験に同意した。

彼には一日八グラムのキルナールが与えられた。その量で純粋なエイコサペンタエン酸二グラムを摂ることになる。彼は四週間ごとに評価のために来院することになった。四週間後、標準分裂病評価スケールに基づいた評価ではあきらかな効果は認められなかった。妄想、幻聴、全般的な無感情にも変化はない。しかし、特定はできないが何かが改善しているとアレックスは感じた。ジョナサンは前より健康そうに見えた。皮膚も髪の状態も改善していた。まだ、キルナールは役にたたないと結論を出すことはできなかった。

八週間たつ頃までに、ジョナサン、アレックス、ベイサンの三人は何か重要なことがおきていることを知った。あきらかにジョナサンは良くなっていた。あらゆる評価スケールでスコアが改善し、外見も変わった。元気そうで人生にも興味をいだいていた。妄想が劇的に減り、幻聴もすくなくなった。アレックスがジョナサンに興味を抱いた大きな理由は彼が分裂病であると同時に読字障害であったからだが、読字障害のテストでも彼は改善していた。今では難なくジョナサンにキルナールを続けるよう説得することができた。

続く十二ヶ月間でジョナサンは徐々にすべての面で改善した。発病から十二年たっていたが、標準分裂病評価スケールのスコアは、正常の平均よりいくらか上という程度にまで改善した。彼にはじめて会った人は、多少変わっているが分裂病とは思わなかったし、読字障害も大いに改善した。彼は大学にもどろうと考えはじめた。エイコサペンタエン酸摂取を始めて三年たった現在、彼は勉学にもどっている。

ジョナサンのエイコサペンタエン酸治療法においてもっともすばらしいことは何か。生物学を重視する精神科医の視点からいえば、MRI画像にあらわれた、彼の脳の変化である。脳室は小さくなり、一度失われると元にはもどらないと思われていた脳の組織が回復したのである。脳は構造的に、以前考えられていたよりずっと変化に対応できるものなのである。エイコサペンタエン酸は脳の機能だけでなく構造をもかえることができたのである。おそらく樹状突起と軸索の神経終末の成長法が変化したのだろう。ジョナサンの精神症状はなくなった。この実験を評価するには、アレックスとベイサンらによって記録された臨床記録と評価スコアを信じなくてはならない。しかし、MRI画像が永久に残る客観的な記録を提供してくれる。ジョナサンの脳に何がおきたのか。興味ある医師、科学者はMRI画像をみて自分の目でそれを評価することができるのだ。

分裂病新患の研究

マルコム・ピートの研究は長期間入院している、治療困難な分裂病患者についてのものだった。患者は長いあいだ標準的抗精神病薬で治療をうけ、それはキルナール投与中も続けられた。ジョナサンの症例がきっかけとなって、はじめて分裂病と診断された患者にエイコサペンタエン酸を使ったらどうなるかという疑問が生じた。先進国ではそのような研究を準備し迅速に行うことはむずかしい。分裂病患者はすぐに標準的抗精神病薬を投与されてしまい、医師たちも進んで新しい治療法をテストしようとはしないからである。

マルコム・ピートはインドのバローダ大学のC・N・ラムチャンと親交があった。ラムチャンは北ウエールズのバンゴアにある英国分裂病協会で、理事のグウィネス・ヘミングスとともに特別研究員として働いたことがある。そこでの研究が終わるとラムチャンはシェフィールドのマルコムのもとで研究を行った。そのつながりからバローダ大学のサンディープ・シャーとの一連の共同研究が生まれたのである。サンディープはキルナールを用いて実験をおこなった。好結果に喜んだ彼は、分裂病の新患についてその効果を実験することにした。

実験は以下のように計画された。外見が全く同じキルナールと偽薬のカプセルがイギリスでパックされ、制限をかけられてバローダ大学に提供される。サンディープにもどのカプセルが偽薬なのかは知らされない。研究にふさわしい患者を診察したらすぐに偽薬とキルナールの治験を指示する。サンディープ自身にも誰に偽薬があたるかはわからない。標準的抗分裂病薬の投与は一週間ひかえるが、一週間すぎてからは要求する患者には薬を与えた。患者は十二週間後、二通りの方法で評価された。標準的抗分裂病薬を使用していたか。標準分裂病評価スケールではどれほど変化がみられたか。評価の結果はシェフィールドのマルコム・ピートのもとに送られ、六十三人の患者が治験を完了した後、二重盲験法の制限がはずされた。

マルコムは興奮を隠しきれなかった。電話の声の調子から何か劇的なことがおきたことがわかった。途中棄権者は四人だけである。三人が偽薬、一人がキルナールを与えられた患者だ。このこと自体がおどろくべきことだ。分裂病の治験においては、通常、棄権率はもっと高い。十二週間にわたる治験では、通常の棄権率は五十パーセント以上である。薬の副作用が一つの理由である。盲験法の制限をはずしてみると、偽薬を割り当てられてこの実験を最後までやりとおした患者は、すべて薬物療法を必要としていた。二十九人全員である。彼らは陽性陰性症状評価尺度（ＰＡＮＳＳ）では平均二十八パーセントの改善を達成したが、この結果はほかのすべての治験と同じだった。しかしエイコサペンタエン酸を与えられた患者は十二週間で、三十一人中十人が標準的薬物療法を必要としなかったのである。彼らはキルナールだけで症状のコントロールが可能であった。エイコサペンタエン酸グループ全体の平均改善率は四十三パーセントであった。偽薬グループよりはるかに好成績である。偽薬グループは全員が標準的薬物療法をうけていた。このことからエイコサペンタエン酸だけで、ある程度の割合の新患を治療することができることがわかった。これには副作用はともなわない。そのうえエイコサペンタエン酸グループの総体的改善は実質的に標準治療グループより高かったのである。

キルナールなどの形で摂取されるエイコサペンタエン酸は分裂病の治療においてどのような役割をはたすのだろう。それを明らかにするためには実に多くの研究がなされなければならない。ただ、エイコサペンタエン酸だけが最高の結果をうみだすということは考えられない。すべての患者に有効ということもないだろう。投与する量も正確でなくてはならない。多すぎても少なすぎても良い結果はでない。リン脂質代謝の不調にたいして良い影響をあたえるには、ほかの脂肪酸や微量栄養素との組み合わせも必要と思われる。しかし、これが一つの革命のはじまりだということだけは確かだ。分裂病の理解と治療における真の変化である。少なくとも患者は、標準的抗精神病薬がしばしばひきおこす、能力をうばうような副作用なしで、正常にちかい行動がとれるようになるのだ。

双極性障害と刑務所内暴力

分裂病の臨床記録と家族研究は、分裂病が単独で考えられるべきではないことを示唆している。分裂病ゲノムの関連遺伝子は双極性障害、うつ病、犯罪、暴力的行為においてもみとめられる。分裂病についてのあらたな理解は他の精神障害にも適用できるのではないか？

われわれの研究とはまったく別個に、ベルリン自由大学のエマニュエル・セヴェレスとハーバード大学のアンディ・ストールは双極性障害についての研究を行った。二人もわれわれと同様に以下のような結論をだした。双極性障害における問題は、神経伝達物質のメカニズムにあるのではなく信号変換の過程にある。彼らはオメガ3脂肪酸がそれにしかるべき影響をもっていると考えた。

そこで彼らは研究をはじめることを決意した。

エイコサペンタエン酸とドコサヘキサエン酸をまぜたものを用意し、治療薬がきかない三十人の双極性障害患者に一日約十グラムまたは同じ量の偽薬をあたえた。リチウムやバルプロ酸、それら両方を使った適切な治療にもかかわらず、すべての患者は依然として循環型行動変異を経験していた。二つともアメリカでは双極性障害の治療薬として認められていたものである。二十二人は標準的抗精神病薬をつづけたが、八人は副作用が出たり効果がみとめられずに中止した。三十人全員にオメガ3と偽薬が無作為に与えられた。治験は四ヶ月間の二重盲験法で行われた。

研究が終わる頃には偽薬の十六人中九人の双極性障害が再発した。エイコサペンタエン酸とドコサヘキサエン酸グループでの再発は十四人中三人だけだった。他の薬を使用しなかった八人中偽薬を与えられた四人のうち三人は深刻な再発を経験した。オメガ3グループでは四人のうち再発したものはいない。オメガ3グループ十四人中九人は再発しなかったばかりでなく、うつ状態もふくめ、基礎状態が実質的に改善した。偽薬のうち改善したのは十六人中三人のみである。

したがって、分裂病と同様に双極性障害においても、オメガ3脂肪酸はかなりの治療効果をもつ。患者が標準的抗精神病薬よりオメガ3による治療のほうを好むのは分裂病の場合と同じである。多くの患者が標準的薬物療法において不満に思っている、過鎮静や知的障害をひきおこさずに、精神症状をコントロールすることは可能であると思われる。双極性障害に関しては、エイコサペンタエン酸とドコサヘキサエン酸個別の研究がいくつか進行中でまだ完了していない。したがって、効果があるのはエイコサペンタエン酸なのかドコサヘキサエン酸なのか、両方なのか確実なことはいえない。私自身もエイコサペンタエン酸とドコサヘキサエン酸を豊富に含んだ油を使って内容開示方式で治験をおこなったが、患者の反応からみて、分裂病の場合とおなじく、より効果的なのはエイコサペンタエン酸であるように思われる。これが正式な追加実験で確かめられるのもそう遠くないことだろう。

分裂病と双極性障害の家族研究は、そのような家系にはかなり多くの犯罪歴をもつ者がいることを示している。刑務所内暴力は憂慮すべき問題で、解決策がないにひとしい。スティーブン・ショーエンサラーはアメリカで研究しているが、次のように指摘している。ほとんどの囚人はいくつかの微量栄養素が不足した食事をとっている。刑務所内の食事は栄養理論的には適切なはずだ。しかし、多くの囚人はそれを食べずに、カロリーの多くをジャンクフードと飲み物からとっている。脳の重さは体重の二パーセントにすぎないのに、使うカロリーは二十パーセントである。正常な脳機能には微量栄養素が必要なのである。暴力行為は栄養が原因の脳の機能不全に関係しているとショーエンサラーは指摘している。

少なくとも犯罪の専門家はこの考えを好意的にはうけとらなかった。暴力犯罪研究においては犯罪学者や社会学者、心理学者が支配的である。暴力はすべて、家族から国家にいたるまでの社会構造や教育にかかわるものとみなされる。ある意味では彼らは正しい。しかし、暴力行為には脳の機能不全から発した何らかの生物学的原因があるかもしれないのだ。彼らがこの可能性を考慮にいれることを拒否していることはたしかで、それは全く独善的でおかしな行為といっていいだろう。彼らは、車を正常に動かすにはガソリンとともにエンジンオイルと水を補給する必要があることは難なく理解できるが、脳の正常な機能には、車と同じような維持管理が必要だということが理解できないようだ。

ショーエンサラーの考えは採用され、不屈の粘り強さで、バーナード・ゲシュが運営する英国の組織「自然の正義」によって実行にうつされた。ゲシュは以下のように具体的な方法を考えた。

1 懐疑論者を納得させるために、偽薬をつかい二重盲験法で栄養の実験を行う。被験者は無作為に栄養補助剤か偽薬を割り当てられる。囚人にも査定人にもどちらが偽薬かは知らされない。

2 栄養学者がなんと言おうと、囚人は自分たちの食事を栄養的に優れたものに変えることはない。彼らに微量栄養素を確実に与える唯一の方法はカプセルか錠剤である。

3 いかなる実験もできるだけ簡単なものであること。複雑なものは刑務所という環境では実行不可能だ。

バーナードは粘り強い努力でついに英国政府、刑務所を管轄する内務省を説得し、若い囚人のいる刑務所での実験許可を得た。すべての刑務所と同様、ここでも日々の暴力行為が記録されていた。比較的些細なものからひどいものまですべて記録される。内務省はこの記録を結果測定に使うことを許可したが、実験の評価以外に使うことは許可しなかった。その上すべての囚人に参加機会を与えねばならず、他に選択の余地はなかった。

予想できたことだが、研究に対しての倫理的、行政的な承認を得ること、囚人一人一人から承諾を得ることは容易ではなくまるで悪夢のようだった。結局バーナードの忍耐によって困難は克服され、実験がはじまった。無作為にえらばれた半数の囚人には偽薬が投与され、残りの半数にはオメガ6とオメガ3脂肪酸の混合をいれた総合ビタミンカプセルが与えられた。月見草オイルと魚油から抽出されたものである。

結果は信じがたいものだったが、明白だった。栄養素をあたえられた囚人については偽薬をあたえられた囚人より三十パーセントも暴力行為が減ったのである。分析を過去六週間暴力的であった囚人に限定した場合、ビタミン剤と脂肪酸を使った積極的治療における暴力の減少は五十パーセント以上であった。

これはきわめて重要な発見である。その意味は単に刑務所内暴力だけにはとどまらない。社会全体における暴力、暴力的な歴史を理解するためにも重要である。脳はデリケートな機械である。正常に機能するには必須脂肪酸を含めたさまざまな微量栄養素を必要とする。これらの栄養素の補給が不適切だと正常に機能しなくなる。どんなに教育や社会化に力をそそいでも、生化学的機能不全をおこしている脳には効果がない。分裂病のゲノムの一部あるいはすべてを含め、遺伝的素質をもつ人は特に脳にたいする影響をうけやすい。しかし逆に、栄養からの恩恵をうけやすいとも言えるのである。

18　二十一世紀にむけて——分裂病ゲノムはいかにして人間を創ったか

本書のはじめで、私は人類進化に関するさまざまな仮説について論じた。不適切な見方だと思われたかもしれないが、私の議論は公平である。これまでに発表された仮説では、進化における選択圧は大いに論じられているが、それにたいする反応の厳密な性質を特定することには完全に失敗している。そのような反応をひきおこし、定着させた遺伝子的メカニズムも述べられていない。進化には選択圧と潜在的な遺伝子変異との相互作用がかかわっている。進化に関して説明するなら、両方を厳密に特定しなければならない。

進歩は混乱からではなく明晰さから得られる。そのときはじめて特定の概念が否定されるか、受け入れられるか、あるいはスコットランドの法的判断のように「証明されず」とみなされるかがきまる。それゆえ、ここで私は自分の思考過程をあきらかにする責任がある。われわれ人間がチンパンジーとの最後の共通祖先から現代の人類へと移行した、その過程を私なりに述べてみたい。そのあとに続く「謎解き物語」は容易に間違いと証明されうるものだろう。しかし、進化に関するまことしやかな解説とは違い、それらはあえて実験的に作り上げた特別な予言なのである。

確定した事実

仮定が説得力をもつためには確定した事実に基づかねばならないが、やがて真実と証明されるであろう事実を予測することも必要だ。最も重要な仮定は事実をこえて説得力がある。なぜなら、大きな進歩はこの方法でのみ得られるからだ。しかしそれには確固たる根拠がなければならない。根拠にもとづいてはじめて、心の広い人々、善意の人々の多くがそれに同意することができる。確固たる根拠のもっとも重要な項目、さまざまな分野の専門家にも受け入れてもらえそうな項目については本書のはじめですでに論じたが、ここで再び要約しておこう。

1　われわれ人間とチンパンジーは共通の祖先をもっていた。おそらく七百万年前から五百万年前にかけてのことだ。共通の祖先は森の縁で、半ば樹上、半ば地上で生活していた。今日の類人猿と同じように時に直立することができ、ほとんど皮下脂肪を持たず、体は厚い毛でおおわれていた。主に菜食であったが、現代のチンパンジーのように定期的にシロアリ、時には小動物を食べていた。言語はなかったが、霊長類とおなじように、呼び声でコミュニケーションを行っていた。呼び声にはさまざまな決まった意味があった。しかし、より複雑な解釈ができるように組み合わせて使われることはなかった。

2　実際、すべての先行人類やそれに近い原人の遺骸は、彼らに死が訪れた場所、当時の川辺、湖のほとり、海など、水辺で発見されている。

3 人間は暑さにはよく適応した。人間の放熱システムは水が豊富に供給されるときのみうまく機能する。腎臓はあまり多く水を貯蔵できず、水分は皮膚から汗として放出される。裸の身体は汗によって効果的に冷やされるが、かわりに大量の水がただちに入手できなければならない。水がなければ人間の冷却システムは機能せず、早く死がおとずれる。

4 チンパンジー、類人猿、人間の最もあきらかな違いは脂肪にある。脳の大きさ、皮下脂肪の蓄積、体形。すべてに脂肪が関係している。

5 進化において最も説明が困難なのは、進歩はみられるがきわめて保守的な、現代人の身体をもった最後の先行人類が脳の大きさはそのままで、象徴的文化や技術をもち、常に変化を希求する現生人類に変貌をとげた段階である。これは十四万年前から八万年前までにおきた。

6 分裂病の家系にみられる特徴の多くは、われわれ現生人類と直近の祖先とを区別する特徴に通じるものがある。分裂病はすべての人種においてみられるから、人種が分岐するまえに人間にはいったものにちがいない。

これらの事実をまとめると以下のような話ができあがる。順序は正しくないかもしれないが、おもな段階において、そのような出来事がおきたという理にかなった証拠がある。

最後の共通祖先の時代から二百五十万年前まで

チンパンジーと人間との最後の共通祖先はどのような姿をしていたのだろう? 確かなことはわからないが、筋のとおった仮説をたてることはできる。それは森の外れに住む一匹の類人猿だった。霊長類のように体毛でおおわれ、通常は四足歩行だが他の霊長類と同様に時々直立する。比較的簡単な操作をするために手を使うことができた。主に菜食であったが、昆虫や地虫もよく食べていた。ごく稀に、現代のヒヒやチンパンジーのように弱い動物、無力な動物を捕食した。歯のエナメル質は薄かった。

六百万年前から五百万年前までのあいだに、これらの類人猿のある群れが川辺に定住した。川が湖に流れ込むところで、川辺には湿地がある。彼らは類人猿がするように、手に入る食物を試しに食べてみた。やがて、食料はかなり豊富であることを知る。地虫などの無脊椎動物がたくさんいて、簡単に捕まえることができた。湖のほとりには鳥や爬虫類の巣があり、一年のうちのある時期には多くの卵がとれる。小さな爬虫類、両生類、亀なども比較的簡単に捕まえることができた。時期になると浅瀬に産卵にやってくる魚も捕獲しやすい食料源となった。

この頃、群れの一つに生存に有利な条件となったと思われるいくつかの突然変異のうちの最初の変異がおきた。それはタンパク質の突然変異で、そのために脂肪を効果的に組織にとりこむことが可能になった。脂肪酸結合タンパク質の突然変異か、脂肪酸運搬タンパク質、アポリポタンパク質かリポプロテインリパーゼ、あるいはアシル化刺激タンパク質のどれかにおきた変異である。これは皮下組織や脳にも効果があったのだろう。食料の豊富な季節には変異を有する個体の子孫は皮下脂肪を多く蓄えて太った。比較的食料が少ない短期間、子孫は蓄積した脂肪を生きのびるために使った。

今日でもそうだが、大地溝帯の湖と川の食物連鎖においては、微量栄養素がきわめて豊富であった。これはリー・ブロードハーストらが指摘していることだ。その結果、肉微小藻類が湖や水系に豊富に生育した。これらの藻類は今日でも、ナクル湖のすばらしいフラミンゴや、大地溝帯のそのほかの湖に食料を提供している。肉微小藻類には脳機能に重要なミネラル、ビタミン、重要な必須脂肪酸であるアラキドン酸、ドコサヘキサエン酸、エイコサペンタエン酸が豊富に含まれている。食物連鎖の最下位が肉微小藻類である。小さな魚、昆虫、幼虫、軟体動物、甲殻類が肉微小藻類を食べ、次により大きな生物がそれらを食べて、微量栄養素や必須脂肪酸を食物連鎖の上位へとつたえる。頂点には鳥や哺乳類、爬虫類、肉食獣がいてその恩恵をうけるのである。

重要な証拠がひとつある。アウストラロピテクスは必須脂肪酸の豊富な食物を食べていた。歯のエナメル質の変化がその証拠である。年代はあきらかではないが、歯のエナメル質がほかの霊長類よりずっと厚くなった。それには食事が関係しているにちがいない。おどろいたことに、歯のエナメル質には必須脂肪酸が含まれているのだ。エナメル質の厚さと虫歯に対する抵抗力は脳機能に重要な役割をはたす必須脂肪酸の供給に依っている。必須脂肪酸を与えないと、動物の歯の多くが虫歯になる。それとは対照的に、必須脂肪酸を与えた動物は虫歯にはならない。スコットランド、ヘブリデース諸島のルイス島では、一九二〇年代、砂糖の消費量が多かったにもかかわらず、虫歯はあまりみられなかった。一九六〇年代になると、砂糖の消費量に大きな変化がないにもかかわらず、虫歯が蔓延《まんえん》した。四十年間に大きくかわったのは食事であった。ニシンなど海産物の消費が激減したのである。海産物には脳に必要な必須脂肪酸が豊富に含まれている。水辺の環境から必須脂肪酸を摂取していたのでアウストラロピテクスの歯のエナメル質が厚くなったのだろう。必須脂肪酸は地虫や昆虫、亀などの小生物、卵から摂取され、大型動物の肉を捕食する必要はなかった。

われわれの祖先は次第に二足歩行へと移行し、ルーシーやラエトリの足跡の持主たちの時代、三百六十万年前から三百二十万年前までには完全な二足歩行になった。水棲の食物連鎖がこれにもかかわっている。二足歩行には長所もあるが欠点もある。あきらかな利点は、両手を自由に使えることだ。物を持つことができ、より広い世界を見ることができる。またピーター・ホイーラーが指摘しているように、暑い環境にあっては、太陽光線にさらされる体表面積が小さくなる。これらは通常人間がサバンナに適応していくうえで必要となる利点だ。二足歩行はサバンナに関係した選択圧の結果と考えられてきた。体毛の喪失と発汗の発達はからだの主な冷却メカニズムで、霊長類との大きな違いでもある。これらもサバンナへの適応であるとされてきた。

このようなサバンナをめぐる議論には一つの大きな欠陥がある。人間は水を大量に消費するということだ。乾燥したサバンナという条件に適応したほかの動物とはちがい、われわれ人間の腎臓はあまり効率的とはいえない。真のサバンナ動物とくらべると人間はあまり濃縮した尿を作り出すことができない。だから老廃物を排出するためには多量の水を放出しなければならないのだ。裸の身体からの発汗はまちがいなく効果的な冷却法だが、それには多量の飲料水が必要である。赤道直下の太陽のもとで走ったり働いたりするには、効果的に身体を冷却するため、一時間に二リットルもの発汗が必要だ。だから豊富な水源からそう遠くへ行くことはできなかったはずだ。そうでなければ死んでしまっただろう。われわれは脂肪遺伝子のおかげで二ヶ月ちかくは食物をたべずに生きることができるが、灼熱の東アフリカの気候では、水なしで一日動くことは死を意味したことだろう。人類祖先の化石はほとんどが古代の湖畔や川辺で発見されたという古生物学的事実と生理学的事実とを考えれば、サバンナ説には決着がつくだろう。われわれ人間は水辺の種で、植物用語で言えば「境界型」なのである。われわれは水と陸の出合う場所、境界で繁栄した。たしかに、暑く乾いたサバンナにでかけることはあっただろう。しかしそこに長くいることはできなかったはずだ。

オックスフォード大学の動物学教授、アリスター・ハーディーは進化の過程で、最初、人間は水棲であったと提案した。これは、フェミニストジャーナリストのエレイン・モーガンに引き継がれて発展し、活発に宣伝された。特に重要な理由はないがさまざまないきさつから、古生物学者たちはこの概念を完全に無視した。われわれの祖先は水棲ではないとしても、少なくとも、「水辺」に棲息する類人猿だったという確固たる証拠をつみあげてきたのは、彼らなのだが。ハーディーもモーガンも水棲環境として淡水より海を強調していた。それが却下される原因の一つになったのだろう。もう一つの理由は、祖先が完全な水棲であった時代を彼らが想定していたということだ。全くの水棲というより水辺にすんでいたと考えれば、彼らの議論はかなり納得のいくものになる。

水辺に住む類人猿にとって二足歩行はあきらかな利点だったことだろう。それは草や貝などを沼や浅瀬で採ろうとしたことがあればすぐにわかる。二足歩行ならずっと深いところまで行くことができる。快適に直立することができれば食べ物が豊富な場所まで行けるのだ。空いている手で水や泥の中から物を集め、効率よく食料を採集することができる。どれほど多くの小さな変異がおきて自然選択がおこなわれ、よりうまく直立歩行ができるようになったのだろうか。先史人類が水辺から食料を得ていたとすれば、それを知ることは難しくない。

水辺に棲息していた段階で、人間の特徴となる別の突然変異もおきた。ぬれた毛皮はやっかいだ。そのために、徐々に無毛化がすすみ、皮下脂肪が毛皮にかわる断熱材としての役割を担うようになると、自然淘汰において無毛が選ばれるようになり、さらに脂肪が浮力を与え泳ぎやすくなった。水棲哺乳類と同様に、泳ぐ霊長類にとって体毛の喪失は利点である。泳ぎは食料調達区域をはるかに拡大した。それは強力な選択因子だったことだろう。泳げない人や泳ぎのへたな人はおぼれる機会が増えるからである。最も重要なことは、呼吸制御によって泳ぎが上達し、水中でうまく食料を探せるようになったことである。呼吸制御の発達により、人間は霊長類の系統ではじめて、単なる空気補給以上の機能を獲得することになったのである。

このシナリオを要約してみよう。約三百万年前までにわれわれの祖先は直立歩行し、皮下脂肪を発達させ、体毛を喪失しはじめた。水辺に棲み、時々隣接するサバンナにでかける。彼らは豊かな水辺の環境を利用するようになり、菜食からの移行が始まる。しかし、大型動物をたくさん捕食したわけではなく、沼や川辺、湖のほとりで容易に入手できる昆虫や、地虫、亀、鳥や爬虫類の卵など小生物を食べていた。

三百万年前から百八十万年前まで

三百万年前から二百五十万年前までに三つのできごとが起きた。先行人類の脳が大きくなったのだ。彼らは道具をつくり、狩を始めた。エチオピアの遺跡では石器で砕かれた骨が発見されている。われわれ人類は水辺や沼地に住み、獲物の骨から脂肪をとりだしていたにちがいない。骨を砕いて開き骨髄をとりだすために石器を使っていたのだ。

これらすべてのことはどうしておきたのか。現生人類のなかに、現代なら読字障害をひきおこす遺伝子変異を獲得したものが出現したからだと私は考える。これにはリン脂質代謝におけるまだ詳しくわかっていない変異が関係している。ある種のシナプスの成長を刺激する変異である。アレックス・リチャードソンらが現在これについて実証しようとしている。この変異により、ある人は石のなかに形を思いえがくことができるようになった。また石をうまく割るために必要な動きを会得し、その情報をつかって多量の石器を作るようになった。石器を作るため、そして効果的に使うためにはより高度な呼吸制御法を発達させなければならなかった。重要な一撃を加えるときには息をとめなくてはならないからである。こうして食物を探し水にもぐるために必要とされる呼吸技術がさらに発達強化された。

読字障害においてもみられる、ニューロンのシナプス組織における変異が脳を大きくしたのではないか。しかしもっと重要なことがある。脳は物事を記憶できるようになり、多量の情報を整理できるようになった。狩猟にもグループをまとめるにも必須の技術である。読字障害者は優れた計算力をもっていることがあるが、それと似た能力である。脳を適度な大きさに成長させるためには脂肪が必要である。骨髄は脂肪の豊富な供給源で、今日でも狩猟採集生活者は熱心に骨髄をもとめる。骨髄は死体の最も価値ある部位なのである。われわれ人類は水棲環境からの必須脂肪酸の供給をおぎなうために骨を砕きはじめたのである。

現代の読字障害者にみとめられるいくつかの特徴が別の影響を与えることとなった。アレックス・リチャードソンが気付いたように、一般的に分裂病と読字障害には関連がある。ジョン・プライスは分裂病型人格が、集団の分裂という人類の特徴的行動にかかわっていると指摘した。読字障害と分裂病型人格の者は往々にしてきわめて好奇心が強いことがある。彼らのなかには新しい経験に非常に寛容で、超常現象や魔術的現象に興味を抱く傾向をもつものもいる。また、その特異な思考法ゆえに、彼らは自分の属する集団の社会的構造に我慢できず、既存の組織からの離脱を望む反体制派の中心となることもある。その結果、分裂病型人格および（もしくは）読字障害者は集団の分裂にあたり触媒となる可能性がある。二百万年前から百五十万年前までに棲息した先行人類、さまざまなホモ属について確かに言えることは、彼らが分裂につぐ分裂を繰り返し、小集団で陸続きの大陸全域へと広がっていったということである。分裂病型人格は、道具をつくり環境を利用するという新たな能力とあいまって、われわれ人類がおどろくほど広域に拡散するきっかけとなったのかもしれない。

百八十万年前から六十万年前（四十万年前）まで

この長い期間には、人類が世界中へ分散したこと以外にも、大きな文化的出来事がおきている。成型されたアシュール文化型ハンドアックスとクリーバーの出現である。石器製造法は変化したが、人間の骨格は進化していない。人類の棲息地はまだ川辺、湖畔、海岸であり、主に海辺や川沿いの経路で分散していった。環境誘因のおかげで、人体組織内には小さいが進歩的な変化がおきた。汗をよくかき、体毛はより少なく、呼吸制御がよりうまくなった。物を投げるときには呼吸を制御する必要がある。物をつくるとき、食料をさがして水にもぐるときも同じだ。しかしこれらの変化は骨格的にみても行動の面からみても劇的なものではなかった。水棲食物をさがし、道具を製作し、石器をなげているうちに複雑な呼吸制御がよりうまくできるようになったのである。

六十万年前から十五万年前

この時期に重要なことがおきている。脳がかなり急速に大きくなり、集団も大きくなった。火を使用した証拠ものこっている。木製武器の製造、文化の地理的多様化が認められ、単純な象徴的遺物もみつかっている。

メンサ・マウスとドゥギー・マウスにおこった変異と同じような変異が人間におきたのだろう。リン脂質代謝におけるこの変異により、シナプスがきわめて複雑になった。接続の複雑さが増したために脳が大きくなったのだが、神経細胞の数が大幅に増えることはなかった。しかし、認知機能と記憶が突然亢進することになる。やがて人間はより多くを理解し、より多く記憶できるようになる。ほとんどすべての行為が格段に効率よくできるようになった。特に短期記憶の効率が増したため、より洗練されたコミュニケーションが可能になった。短期記憶こそ言語の発達に重要な限定因子であると考えたのはウイリアム・カルヴィンであったが、この意見はあまり注目されなかった。

かなり長い一連の語句を記憶しておくことができなければ、言語活動は実質的に不可能である。ほとんどすべての言語において、文の最後を正しく解釈しようとするなら、文の最初を記憶しておく必要がある。効果的に理解し応答するには、前の文、さらにその前の文を記憶できるということは大きな利点である。

言語は情報の授受である。物を投げたり道具を作ったりする時、あるいは水に潜る時に必要な呼吸制御法を習得することは、より複雑な一連の音を出すための準備段階であった。突然認知力が亢進したことにより、人間は意味のある一連の音を理解したり、それに応答できるようになったのである。われわれはより複雑な方法で相互に意思疎通を始めるようになり、ジョフリー・ミラーが指摘しているように、そのようなコミュニケーションはおそらく性選択をうながす原動力となったのであろう。それはまた現生人類の性的特質にもなった。そうはいっても、当時の人類はまだかなり退屈でおもしろみのない存在だった。

十五万年前から現在まで

われわれを人間につくりあげた最後の大きな変異はおそらく十五万年前から十三万年前までにおきた。この変異はほかの生化学的特質とあいまって、人間に循環型気質や双極性障害、そして分裂病をもたらした。「双極性障害」をひきおこす変異と「分裂病型人格」をひきおこす変異、「読字障害」をひきおこす変異の相互作用が特に重要だということが証明されている。これはホスホリパーゼA2サイクルに関した変異の一つで、われわれの神経反応を亢進し、変化に適応できる柔軟なものとした。

次におきたことについてはすでに述べた。現生人類のうちのあるものが分裂病になる。双極性障害、サイコパスになるものもいた。しかし、いずれもその病像は比較的おだやかであった。生化学的変異の影響が脳に必要な脂肪酸が豊富にふくまれている水棲の食物によって弱められ、補正されていたからである。しかし、創造性を異常に亢進させるには、その変異で十分だった。創造性の亢進こそ十万年前から現在までを（過去十万年間を）特徴づけるものである。人類は均一から多様化へ、安定から変化へとむかい、芸術や宗教そして、サイコパスの指導者にみられるように、平等主義からより一層の差別化を望みはじめた。われわれは人間になったのである。

これらの傾向はますます強まり、より生産的になると同時により破壊的になった。農業革命がおき、人類は水辺の狩猟採集生活における食物連鎖から取り返しのつかないほどはるかに遠ざかってしまう。そしてついに産業革命がおき、飽和脂肪の消費量が劇的に増加する。加工していない生の食材からの必須脂肪酸の摂取は種類も量も減ってしまう。他の微量栄養素も同様であった。そして現在の、正気を失ったような、創造的で破壊的な社会が生まれ、多くの人々が精神障害へと陥ったのである。

これまで述べてきたことは、個人的な想像が多分にはいった「謎解き物語」にすぎない。しかし、少なくとも検証すべき要素を含んではいる。向こう二十年のうちに、あるいはもっと早く、われわれ人間と類人猿との違いは特定の遺伝子にあることが確かめられるだろう。脂質代謝、特に脳のシナプスにおけるリン脂質代謝を調節するタンパク質を特定する遺伝子である。したがって、この「謎解き物語」はやがて確固たる証拠で確かめられることになるだろう。

より現実的で人道主義的な話もした。過去においては、精神分裂病と双極性障害の明と暗、創造性と破壊性とが、現在よりバランスのとれた形であらわれていたということである。これは、水棲食物連鎖に属する食べ物が、それらの病気を抱えた人々には特に有益だったという考えに基づいている。これもまた検証しうる提案で、やがて確かな答えがでることだろう。もし、この「物語」が今とおなじように勇気をあたえつづけてくれるなら、分裂病と双極性障害が、現在のような破壊的なものではなく、制御できる「創造的な異常」となる日が再びやってくるかもしれない。

エピローグ

精神分裂病患者とその家系は人間の良い面と悪い面とを体現している。これは特筆すべきことである。分裂病は、ほぼ生涯にわたり影響がつづくこと、人間存在の中心である精神を冒すことから、その苦痛は他のいかなる病気よりも大きい。そして、正当な根拠から分裂病はわれわれ現生人類が種としてあらわれると同時に出現したと考えられる。分裂病は人種を分岐させる原因だったのかもしれない。

二十世紀後半、分裂病の治療は高度に専門化した医療によってなされてきた。それぞれの専門家がきわめて限られた視点から分裂病をみてきたのである。心理学や精神分析に傾倒したものは家族の機能に、社会的な興味を抱くものは社会にその原因を求めた。薬効に興味のあるものは神経伝達物質の機能不全とみなした。しかし、分裂病が全身疾患であることに興味を示すものはほとんどいなかった。二十世紀前半、注意深い臨床医はすでに、分裂病が全身疾患であることに気づいていたが、これまで得られた知識を統合しようと試みたものは誰もいなかったのである。

分裂病は解決できる問題に近づきつつあるように思われる。しかも、これまで使われてきた多くの治療薬がひきおこすひどい副作用なしで解決できるかもしれないのだ。解決法は専門的な狭い見方では決してみつからない。解決への道は、進化論的解釈からニューロンについての分子生物学的研究にいたるまで、分裂病のあらゆる面を統合しようとすることから始まる。

分裂病の解決はさまざまな病気や社会の機能不全にとっても有意義なことである。そこでも分裂病の場合とおなじように、極端な専門化が解決を阻んできた。ゲノムや分子生物学への執着は袋小路にはいりこむ危険性をはらむ。狭く限定されたアプローチでは解決にいたる多くの手がかりを見落とすことになるからだ。広く心をひらき、異なった次元での観察や説明を統合して考えようとする者だけが、われわれが直面している問題に大きな影響を与えることができるだろう。分裂病はいまだに解決されてはいない。しかし、これまでの進歩がすべてに指針をあたえてくれることだろう。

訳者あとがき

人類の起源についての興味はダーウインの進化論以降膨れ上がる一方で、二十世紀にはいり化石人類の骨格が次々と発見されるにつれ過熱の一途をたどった。本書にも述べられているように、考古学界における未だに決着のつかない論争は、ゲノム情報が手の届くものとなった二十一世紀の今日、あらたな段階へと踏み込んだように思われる。著者ホロビンは「われわれは何処からきたのか」という最大の謎を、自己の興味を学際的な手法で統合していくことにより解き明かそうとする。本書はまさに彼の知的探求の旅の軌跡である。

脳内の脂質代謝における生化学的変異が精神の病とともに優れた知性をうみ、現生人類を「現代の精神」をもつ存在へと作り上げたのかもしれないと著者は考える。化石骨格等からわずかに得られる証拠に大幅な想像が加わって語られる一昔前までの「進化」に関する書物と本書が一線を画すのは、すべての人種にほぼ同じ割合でみられる精神分裂病という病に注目し、その原因と考えられる脳内脂質代謝の変化という生化学的証拠に基づいて進化を論じていることにある。近年、分子生物学の進歩はめざましく、進化論も分子レベルの視点から再考されつつある。本書で著者は分子細胞生物学とともに、身近な手段で確実に検証できる生化学と栄養学にも重点をおいて考察をすすめる。つまり、脳内の脂質代謝における生化学的変異を、人間生活の基本である「食」に含まれる必須脂肪酸をキーワードに読み解いてゆくのである。きわめて広範な好奇心をもつ著者の開放的な研究姿勢があってこその発想といえよう。

本書における生化学や脳神経に関する記述は不慣れなものにとって少々難解かもしれないが、基本は脂質代謝と栄養にある。健康食品ブームの日本ではすでにポピュラーな存在となっている、ドコサヘキサエン酸やエイコサペンタエン酸が精神の病の治療に関連付けられるかもしれないということはきわめて興味ぶかい。

本書で取り上げられている分裂病の様々な側面や治療に関する記述は、言うまでもなく、決して差別を意図したものではない。著者ホロビンはイギリス分裂病協会の医療顧問であり、この病を何とか改善できないかと考えてきた。彼はこの病を過去の文献やさまざまな臨床観察から見直し、安易な楽観主義に陥ることなく正面から見据えようとする。そして病の原因が脳内代謝のごくわずかな変化にあるのではないかという考えに到る。わずかな変化であるならば、元にもどすためにはわずかな変化で十分なのではないか、それに効果を発揮するのが、ある種の必須脂肪酸ではないか、と考える。これは決して突然のひらめきから得られた思い付きなどではない。先人から学ぶ姿勢、記述的研究、臨床観察の重要性を常に忘れないホロビンの医学への真摯な姿勢から得られた洞察なのである。

分裂病については長年その名称をめぐって議論がかさねられてきたが、二〇〇二年六月二十九日の日本精神神経学会の臨時評議員会で、「統合失調症」への変更が決定された。しかし、厚生労働省は用語変更について、新名称の浸透度をみながら判断したいとしており、当分は「統合失調症」と「精神分裂病」の用語が並存することになるという。

神戸大学名誉教授の中井久夫氏は医学界新聞（二〇〇二年三月十八日）において以下のように述べている。

「『精神分裂病』はschizophreniaの直訳とはいえ、日本語にすると多重人格とうけとられかねない。見当はずれと偏見助長の二つの罪は、やはりまぬがれなかったであろう。……中略……『統合失調症』とともに、この障害のとらえ方の重心は、はっきり機能的なものに移った。この重心移動は当面は名目的なものであるかもしれないが、やがてじわじわと効いてくるだろう。……『失調』は『精神のバランスが崩れる』という意味である。『回復の可能性』を中に含んでいることばである。……『統合失調症』は、回復の可能性を示唆し、希望を与えるだけでなく、『目標』を示すものということができる……」

当初この変更は、八月の世界精神医学会で正式発表するということであったため、きわめて微妙な時期に本書を刊行することとなった。新潮社出版部第二編集部編集長の松家仁之氏とも慎重に検討した上で、本書では従来どおりの訳語「精神分裂病」を使用することにした。どちらかと言えば、一般読者向けに書かれた本書で、まだ一般的には普及し耳慣れているとは言い難い用語に切り替えるのは、本書の本来の主旨を正確に伝えるという目的とはなじまないのではないか、という編集部の判断に従った。しかし、現在、誤解を招きかねない「精神分裂病」の名称が「統合失調症」に変更されつつあることを明記した上で、本書が偏見を助長する意図はまったくないことをあらためて強調させていただきたい。むしろ本書では「統合失調症」に内在する「回復の可能性」が生化学的に考察されているのである。まさに、希望を与える内容といっていいだろう。明暗あわせもつこの失調についての記述が、悪意をもって曲解されることがないよう切に願う。著者ホロビンが再三強調しているように、広く心をひらき、すべてを謙虚に見直し、総合的に考えてこそあらたな解決への道はみえてくるのではないだろうか。

訳出にあたっては、David Horrobin: *The Madness of Adam and Eve: How Schizophrenia Shaped Humanity*（Bantam Press, 2001）を使用した。

医学用語については「医学英和大辞典」（南山堂）、「英和医学用語大辞典」（日外アソシエーツ）、「ステッドマン医学大辞典」（メディカルビュー）、「精神医学事典」（弘文堂）、「精神科MOOK二十二巻分裂病のリハビリテーション」（金原出版）、「精神症状測定の理論と実際」（海鳴社）、生化学的用語については「生化学辞典」（東京化学同人）、「分子細胞生物学辞典」（東京化学同人）を、人名については「岩波ケンブリッジ世界人名辞典」、考古学用語については「旧石器考古学辞典」（学生社）等を参考にした。

各章タイトルについては、世界文学大系9モリエール「守銭奴」井村順一訳（河出書房）、E・M・フォースター著作集3「ハワーズエンド」小池滋訳（みすず書房）、エドマンド・スペンサー「妖精の女王」熊本大学スペンサー研究会訳（文理）、ウイリアム・シェークスピア「マクベス」福田恆存訳（新潮社）から一部を引用させていただいた。

英文の解釈をはじめ、精神医学、脳神経外科学、生化学、アフリカの地理等について助言をいただいた専門医、大学教官の方々にこの場をかりて深く感謝申しあげたい。

幅広い知識を駆使したホロビンの知的探求の旅を訳者としてたどることは、予想外に時間を要する険しい道のりであった。翻訳作業の遅れを寛容に処理してくださった新潮社の方々にも心からお礼を申し上げたい。

二〇〇二年　六月末日

訳者識

装画　　　古瀬　稔
装幀　新潮社装幀室
本文図版　木村政司

〈訳者略歴〉
金沢泰子
1952年新潟県生まれ。津田塾大学大学院修士課程修了。現在、新潟国際情報大学講師。訳書に『妻を帽子とまちがえた男』（共訳）『左足をとりもどすまで』『ニーチェが泣くとき』など。

The Madness of Adam & Eve
—How Schizophrenia Shaped Humanity

天才《てんさい》と分裂《ぶんれつ》 病《びょう》の進化論《しんかろん》

デイヴィッド・ホロビン
金沢《かなざわ》 泰子《やすこ》 訳

発行　2002. 7. 30

発行者　佐藤隆信
発行所　株式会社新潮社　郵便番号 162-8711
東京都新宿区矢来町 71
電話：編集部（03）3266-5411
読者係（03）3266-5111
印刷所　株式会社精興社
製本所　株式会社大進堂

乱丁・落丁本はご面倒ですが小社読者係宛お送り下さい。送料小社負担にてお取替えいたします。

価格はカバーに表示してあります。

ISBN4-10-541901-3　C 0098